河南省特色骨干学科——公共卫生与预防医学建设项目支持

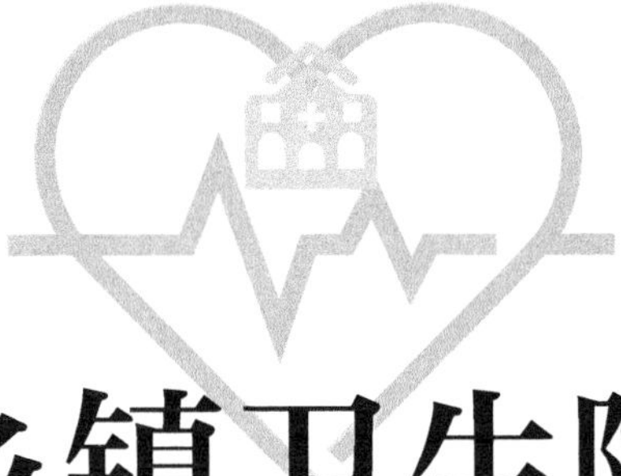

乡镇卫生院
医学实用人才培养研究

王彦杰◎著

中国经济出版社
CHINA ECONOMIC PUBLISHING HOUSE
·北京·

图书在版编目（CIP）数据

乡镇卫生院医学实用人才培养研究 / 王彦杰著. -- 北京：中国经济出版社，2021.6

ISBN 978-7-5136-6499-8

Ⅰ.①乡… Ⅱ.①王… Ⅲ.①乡镇医院-医药卫生人员-人才培养-研究 Ⅳ.①R197.62

中国版本图书馆 CIP 数据核字（2021）第 120437 号

责任编辑　闫明明

责任印制　巢新强

出版发行　中国经济出版社

印 刷 者　北京九州迅驰传媒文化有限公司

经 销 者　各地新华书店

开　　本　710mm×1000mm　1/16

印　　张　15.25

字　　数　197 千字

版　　次　2021 年 6 月第 1 版

印　　次　2021 年 6 月第 1 次

定　　价　68.00 元

广告经营许可证　京西工商广字第 8179 号

中国经济出版社　**网址** www.economyph.com　**社址** 北京市东城区安定门外大街 58 号　**邮编** 100011

本版图书如存在印装质量问题，请与本社销售中心联系调换（联系电话：010-57512564）

摘　要

一、研究目的

通过对人才相关理论的研究、农村卫生服务需求的调查与分析，提出医学实用人才概念，分析乡镇卫生院医学实用人才内涵，构建乡镇卫生院医学实用人才框架及指标体系，为医学院校的基层卫生人才培养方案的修订提供导向与依据。

二、研究方法

1. 文献研究法

梳理人才结构理论、KAQ 理论以及人才培养模式理论，总结我国农村地区疾病谱情况，借鉴国外医学人才培养的经验，学习国内外医学教育基本要求与标准。

2. 专家咨询法

在乡镇卫生院医学实用人才内涵指标体系初步确定后，采用德尔菲专家咨询法，获得各领域专家对乡镇卫生院医学实用人才内涵指标体系的评价和建议。

3. 现场调查法

在河南省东部、南部、西部与北部各选一个地市，每个地市选 9 个乡镇卫生院；调查对象主要为乡镇卫生院院长、临床医生，共计 279 人；在指标体系试用的调查中，抽取本专科学生 1200 名、乡镇卫生院医生 300 名，进行了指标体系的应用性调查。

4. 数据分析法

将有效的调查问卷分类整理，用 Epidata 软件建立数据库，用 SPSS

15.0统计工具进行分析，最后采用层次分析法（AHP）确立人才内涵指标的权重。

三、研究结果

（1）提出了乡镇卫生院医学实用人才概念，并对相关概念进行辨析。医学实用人才与应用型人才、全科医生是依据不同标准对人才群体进行划分的，三者不是对立的关系，而是相互支持、互为补充，为医学人才培养提供了参考依据与理论支撑。

（2）农村地区卫生服务需求调查。在乡镇卫生院住院疾病类别调查中，共有883个常见病种，前20位常见病种的频率占总数的87.1%；常用关键技术手段共1199种，前20位常用技术占总数的78.5%，口服药物、静脉输液、手术、针灸等位于前列。

（3）农村疾病谱的分析。总结了我国农村地区疾病谱情况，两周内就诊率较高的分别为急性上呼吸道感染、急性胃炎、高血压、损伤与中毒等，就诊疾病类别较为集中，诊疗难度较小；住院率较高的疾病集中在呼吸、消化、妇产科系统等，损伤与中毒次之。

（4）建立实用人才结构指标体系并初步试用。在医学实用人才内涵分析的基础上，依据知识、能力、素质三要素关系，把医学实用人才内涵设计为3个层级、138项指标的指标体系，并对指标进行效度与信度的调查；验证调查选取了1260名本专科学生和300名乡镇卫生院医生，了解三类人群各自的优势，为后续研究提供了参考依据。

四、研究结论

（1）知识、能力与素质是医学实用人才内涵的关键要素。医学实用人才内涵分析以人才内涵结构理论为依据，KAQ理论指出，个体人才结构由知识、能力与素质三要素构成，阐明了三要素在人才结构中的内在联系，符合人才培养规律，因此，三要素是医学实用人才内涵构成的关键要素。

（2）医学教育标准是确定医学实用人才内涵的基本依据。医学实用人才是高等医学教育培养的人才，必须符合医学教育最基本的要求，人才内涵分析必须遵循医学教育标准，才能保证医学实用人才质量是合格的。《全球医学教育最低基本要求》和《本科医学教育标准》对人才培养的要求既全面又细致，是医学人才培养的重要依据。

（3）医学实用人才内涵的界定必须满足乡镇卫生院三大基本职能的要求。医学实用人才是服务于乡镇卫生院的，人才培养必须立足于乡镇卫生院基本医疗、公共卫生服务与公共卫生管理三大职能，注重与上级医院在职责上形成错位与互补关系，唯有如此，医学实用人才才能适应工作环境，满足农民的需要，真正成为农村的实用人才。

（4）医学实用人才的内涵应兼顾知识的全面性与技能的实用性。农村高频率疾病相对集中，多为常见病、多发病与慢性非传染性疾病，诊疗手段难度小，易掌握，一般是常规治疗。因此，医学实用人才的知识面重在宽，并非精与专，专业技能注重实用性，应掌握必要的中医诊疗技术，以为农民提供经济、有效的诊疗方式。

（5）医学实用人才内涵需要转化为具体指标才能服务于人才培养。本研究分析医学实用人才的内涵，旨在为医学实用人才的培养提供导向和依据，从而使医学人才培养能够满足乡镇卫生院的实际需求。因此，医学实用人才的内涵必须具有可操作性，才能更好地服务于医学人才的培养。本书通过专家咨询和层次分析，确定了医学实用人才内涵的指标体系，共 3 个层级、138 项指标，各项指标被赋予了相应的权重值，为乡镇卫生院医学实用人才的培养提供了导向与依据。

五、特色与创新

（1）分析了乡镇卫生院医学实用人才内涵。总结乡镇卫生院的职责与功能，调查乡镇卫生院常用的关键诊疗技术手段，总结农村地区疾病谱情况，研究了医学教育人才培养标准等，在此基础上，对乡镇卫生院医学实用人才内涵进行了分析。

（2）构建乡镇卫生院医学实用人才内涵框架。以人才结构理论为指导，以基层卫生服务为导向，以医学实用人才内涵分析为依据，构建了乡镇卫生院医学实用人才内涵结构框架。

六、局限与不足

（1）在调查对象方面，选取的279名医生是河南省区域内的，可以代表中西部地区的情况，但是不能代表全国的情况，在如何推广研究结果方面需要进一步研究。

（2）在乡镇卫生院疾病类别与关键诊疗技术手段的调查中，疾病谱有一定的区域性，不能代表更大区域的情况。

（3）验证指标体系的重要依据是人才培养质量，而人才培养是一个长期的过程，指标体系进一步优化需要较长的时间，短期内难以取得明显的效果。

关键词：乡镇卫生院；人才培养；人才内涵；评价指标；实用人才；人才结构

目　录
CONTENTS

1 绪论

1.1 选题背景

1.1.1 地方医学院校人才培养定位的困境

我国医学专业在校生规模与毕业生人数已经位居世界第一。1998年我国高等院校招生规模开始大幅度增加，2011年，我国高等教育规模已位居世界第一，就提高国民基本素质，实现高等教育从精英化教育向大众化转型来说，已经取得了巨大的成就[1]。在医学高等教育方面，国家对医学院校的扩招给予政策上的支持与资金上的投入，医学院校也充分发掘自身的办学潜力，充分利用有限的教育资源，扩大招生规模，拓展办学空间，加强师资队伍建设，加大教学与科研的资金投入力度，加强高等教育教学研究与科学研究的软硬件建设，为社会培养了一大批医学人才。从2008—2012年我国医学高等院校普通本科生招生数据来看[2]，除2011年招生规模减少外，其余三年（2008年、2009年、2010年）的招生增长率分别为15.79%、8.21%、5.06%；毕业生人数与预计毕业生五年期间分别增长了28.02%、26.95%；在校生人数五年增长了29.24%。在扩招政策的支持下，医学院校培养了大批医学专业毕业生，在一定程度上缓解了我国社会的“缺医少药”困境。

但是，我国高等院校培养的医学人才不能被社会充分利用。虽然我国高等教育规模巨大，每年培养大量的医学毕业生，但是基层卫生机构技术人员仍然严重短缺，广大农村地区农民求医治病依然存在困难。从

《中国教育统计年鉴（2012）》的数据来看，我国培养的博士研究生、硕士研究生、本专科毕业生数早已能够满足城市与乡镇的医疗卫生机构的需求，那为什么以乡镇卫生院为代表的基层医疗卫生机构还是严重缺乏？我国高等教育规模虽已位居前列，但是在人才培养质量或人才内涵上仍存在与社会不能接轨的问题，为社会培养的各类专业人才不全是社会需要的，人才培养模式过于单一，没有考虑到社会对人才需求的多层次性与多样性，这在医学专业人才培养上体现得尤为明显，如果不进行修正，仍以目前这种培养模式培养人才，那么人才培养规模越大，浪费的社会物质资源与人力资源就越多。

我国高等教育在人才培养上存在着许多问题，从根本上影响着我国高等教育人才培养的目标、层次与规格，以及人才的社会适应性[3]。在高等院校中存在的问题主要体现在以下几方面：一是学校指导思想不准确。多数医学院校的办学定位、人才培养目标不清晰，虽然积极投身于医学创新人才的培养，以培养“创新人才”“学术型人才”为目标，在处理教学工作与科研工作的关系时，以高层次人才培养、研究型大学目标为依据，但是，不少医学院校的目标、定位是要获取更多的资源投入，而不是考虑或探讨学校的办学定位究竟在哪个层次。二是人才培养目标定位不准确。不少医学院校的教育目标是培养“高级专门技术人才”，但是在实际教学过程中，过于注重知识的灌输，重视专业理论知识，缺失临床操作技能的培训，结果导致学生动手能力差，没有掌握基本技能；如果只重视专业知识的传授，忽视社会科学知识教育与人文科学知识教育，那么培养出来的学生就不符合新医学模式的要求，学生只是掌握了保证人体健康的生物学知识，而没有掌握关键的心理学知识与人文社会科学知识，片面的知识传授只会导致学生的综合素质低。三是专业培养方案目标与内容单一，按照统一的标准、统一的要求培养出来的学生千人一面，不能适应社会全方位、多层次、多样性需求。不少医学院校毕业生既在城市医院找不到合适的岗位，也不能为基层医疗卫生机构所用，最终不得不放弃医学专业，做一些医疗器械销售、药物推销工作。这些现象固然与学生的主观追求有关，但医学院校也负有不可推卸的责任，深层次原因则是没有根据社会需求改革人才培养方案。医学院校即使对培养方案进行了调整，也只是做一些无关紧要的修改，并没有真正为适应社会的需求进行改革，因此培养出来的学生既没有特色，也不能满足社会的需要。

1.1.2 农村卫生状况不佳，迫切需要医学人才

人口学特征、传染病种类、环境因素以及个人行为方式等成为影响居民身体健康状况与社会卫生管理绩效的重要因素[4]。我国贫困人口众多，分布区域较广，《2010 年第六次全国人口普查主要数据公报》公布全国总人口为 13.397 亿人，居住在乡村的人口为 67415 万人，占 50.32%；按 2011 年中央扶贫会议的贫困标准（农村居民家庭人均纯收入 2300 元/年），我国有 1.28 亿的贫困人口，但是如果按世界银行 2008 年的标准，我国的贫困人口则超过 2 亿人[5]，农村与中西部落后地区人口均超过了半数，许多地区缺乏基本的卫生服务人员，农民的身体健康受到各类疾病的严重威胁，基本的卫生服务需求得不到满足。

农村地区疾病发生率明显上升。1993 年的统计数据显示，农村居民两周患病率为 128.2‰，五年后该项统计数据上升为 137.1‰，2003 年则为 139.5‰，到 2008 年增长幅度更大，达到 176.7‰[6]。上述数据的变化表明，一方面，随着农村经济水平的提高，农民的卫生服务需求不断提升；另一方面，我国农民的患病率在快速上升，农村基层医疗卫生机构没有充分履行职责，未能为农民提供及时、可靠的卫生服务，没有为农民创建一个放心、可靠的生活环境[7]。

农村地区疾病谱发生了新的变化。重大疾病、慢性病造成的残障严重危害着农民的身体健康，这些疾病虽然不会短时间内夺去患者的生命，但是会给患者带来长期的痛苦与煎熬，给患者家庭带来沉重的经济负担。《中国卫生健康统计年鉴（2008）》数据显示[6]：发生频率较高

的致命疾病依次为恶性肿瘤、脑血管疾病、心脏病、呼吸系统疾病等，发病率排在前列的疾病是慢性病中的高血压、心脏病、老慢支、关节炎等，上述疾病的共同特点是属于慢性疾病、治疗周期长、治疗效果不明显，后遗症、并发症多等。此类疾病重在预防与康复治疗，是基层医疗卫生机构发挥功能的重要领域。但是目前我国农村地区，无论乡镇卫生院，还是村卫生室，都不能正常发挥预防与康复的功能，其主要原因是卫生人才短缺，没有稳定的基层卫生人才队伍。

农村地区传染病得不到有效控制。2005 年农村居民死亡病因中传染病发病率为 3.18/10 万，2010 年农村居民死亡病因中传染病发病率为 4.13/10 万，2011 年农村居民死亡病因中传染病发病率为 4.53/10 万[6]。这与我国农村的疾病预防与控制措施不力有关，我国农村地区没有建立起相应的疾病预防控制体系，没有相应的机构与人员为农民提供基本的疾病预防服务，缺乏疾病预防与控制方面的专业人才。

农民患者重大疾病院后康复治疗任重道远。农民因病而致失能状况严重，由于农村不具备出院后康复治疗与保健治疗的条件，许多患者出院后得不到必要的康复治疗，好转的病情再度反弹，并且可能再度恶化。韩俊等对农村 4898 人进行了调查研究[7]，所得数据情况是严重缺乏正常行动能力的比例为 2.5%（包括长期卧床和无人帮助不能单独行走），存在一种以上失能情况者占调查总人口的 4.2%。由于我国农村人口基数过大，所以此类患者的绝对数量非常大，已经成为农村基层医疗卫生机构的重要服务对象[8]，但是目前我国乡镇卫生院卫生人才极缺，重大疾病的院后康复治疗得不到正规的指导。

在我国农村医疗卫生服务体系中，作为农村卫生服务的主体，乡镇卫生院担负着“六位一体”的职责（包含预防、保健、基本医疗、康复、健康教育、计划生育技术指导等）[9]，上有县级医疗机构为其解决疑难杂症，下有村卫生室配合提供基层卫生服务，但是为什么乡镇卫生院功能不能正常发挥，出现职责履行不到位的情况呢？

1.1.3 乡镇卫生院卫生人才匮乏

目前，世界各国都存在着卫生资源不足与卫生资源分布不合理的情况[10-14]，但在我国，这种不合理现象尤为严重，这与我国卫生资源分布不合理、卫生资源大多集中在城市及基层卫生人才匮乏有很大的关系。《中国卫生统计年鉴（2011）》数据显示，从床位数、万元仪器数以及总资产数所占比例来看，我国乡镇卫生院所占医疗卫生资源的比例不到20%，乡镇卫生院的资金极其缺乏，部分乡镇卫生院连生存都难以维持。一项对我国中西部乡镇卫生院医疗服务的调查研究提到[15]：不少乡镇卫生院基本不具备疾病的接诊隔离、转诊条件，X光机、B超、洗胃机、心电图机与生化分析仪五大件配备不到10%，连最简单的常规检查也不能开展，基本医疗服务仅能维持在低水平状态，卫生人力资源极度短缺且结构不合理，具体体现在以下方面：

一是乡镇卫生技术人员总量不足，整体素质偏低，卫生服务能力弱。国家第四次卫生服务调查数据显示，我国乡镇卫生院的技术人员中，中专及以下学历和没有学历者占63%；由于没有形成为农村基层培养适宜人才的有效途径，无法吸引高学历人才，也留不住人才，整体素质偏低，医疗水平低下；在一项关于黄河流域乡镇卫生院运营状况的调查中发现[16]，四个县的24个乡镇卫生院普遍采取简单的治疗方式，住院治疗也多限于输液，有些卫生院甚至不具备住院的条件；中西部地区，个别乡镇卫生院没有执业医师。在一项关于我国农村贫困地区卫生人力的调查中发现[17]，卫生人力资源总量不足，专业技术人员匮乏，调查地区每千农业人口乡镇卫生院人员数为0.95人，贫困县每千农业人口乡镇卫生院人员数为0.71人，仅为全国平均水平的60%，而且在有限的人力基础上人员还在减少。由于对乡镇卫生院医疗服务能力的不信任，农村的患者一般不愿意在当地的乡镇卫生院看病，即使一般的感冒、发烧等小病，患者也要想办法到城市的大医院去就诊，以致造成恶性循环，乡镇卫生院医疗水平越低越没业务，越没业务越没效益，效益越低越留不住人才，没有卫生人才的卫生机构业务水平持续低下。

二是乡镇卫生院卫生技术人员的学历、职称结构不合理，不能满足卫生服务需要。《中国卫生健康统计年鉴》显示，2011 年全国乡镇卫生院卫生技术人员中，本科学历卫生技术人员占 5.9%，大专以上学历者占 40.7%，中专学历者占 59.3%，高中及无学历者占 7.5%。本科及以上学历人数过少，其中有本科学历者多是通过成人学历教育或自学考试获得本科学历的。中专学历者占比过大，这种人才结构会影响乡镇卫生院的卫生服务质量，卫生技术人员中还有 7.5% 的人为高中以下学历，这与我国的执业资格制度是不相符的。

2011 年乡镇卫生院卫生技术人员中，高级职称者占 0.9%，中级职称者占 13.5%，初级职称者占 74.0%，11.6% 无任何职称。高级职称占比小，说明乡镇卫生院中工作经历、学历水平、工作能力或医学知识等综合素质高的卫生技术人员过少，这也反映出一个问题，说明我国乡镇卫生院卫生技术人员的待遇不高，没有获得高职称的机会；初级职称占比过大，卫生技术人员没有机会得到更高级别的职称，甚至有 11.6% 的卫生技术人员没有职称。乡镇卫生院卫生技术人员的学历结构与职称结构明显不合理，拥有高级别的学历与职称的人员过少，初级职称与中专以下学历者均超过了 70%，一方面说明乡镇卫生院卫生技术人员综合素质过低，另一方面也说明我国政府、卫生行政管理部门与医学研究机构对乡镇卫生院关心不够，关注过少，没有从政策上照顾基层医疗卫生技术人员，没有把乡镇卫生院的生存与发展当作一项重要的事业来对待，乡镇卫生院在发展中没有受到应有的资助与支持。多方面的因素导致乡镇卫生院现在的卫生技术人员工作经验不足，服务能力较弱，不能满足农民的需要，难以得到患者的信任。

三是现有卫生技术人员的专业结构不合理，有限的卫生资源利用效率低。《中国卫生健康统计年鉴》数据显示，2011 年全国乡镇卫生院医护比例为 1∶0.56，与卫生部建议的农村 1∶1 的比例仍有较大的差距；执业医师 408587 人，占卫生技术总人数的 41.64%，注册护士 230339 人，占 23.47%；与此同时，部分技术人员系招工和老职工子女顶替，并未接受过正规的、系统的卫生知识专业教育，对公共卫生知识、相关法律法规以及业务技能掌握得不多。乡镇卫生院医护比例严重失调，患者得不到应有的临床护理或出院后的护理指导；医学检验、医学影像、中医学等诊断辅助人才缺乏，导致临床诊疗工作得不到技术支持，影响及时准确地处理疾病；计划生育、公共卫生人才缺乏，影响农村地区的公共卫生与计划生育工作的正常开展。

1.1.4 基层卫生人才的培养不能满足实际需要

1.1.4.1 政府培养乡镇卫生院卫生人才的措施及局限性

为了改善基层卫生技术人员整体短缺的局面，加强对基层卫生技术人员的培养与队伍建设，政府加大了培训资金的投入力度，运用政策杠杆调动专业水平高、工作经验丰富的医疗卫生人员积极参与各项培训活动[18]：一是对基层卫生技术人员开展的专项培训活动，从 2004 年到 2007 年，对乡村两级的卫生专业技术人员进行了大规模的培训，累计达到 145.2 万人次。二是在试点地区开展对口的帮扶工程，从 2005 年开始，国家组织实施了“万名医师支援农村卫生工程”的活动，选取 600 个扶贫开发县，组织高水平的市级医院中优秀卫生技术人员对县级医院与乡镇卫生院卫生技术人员进行业务培训与指导，仅此一项派出卫生技术人员累计达 1.6 万人次。三是从政策层面进行引导与控制，把高水平的卫生技术人员引导至农村基层进行卫生服务与指导。从 2002 年起，在卫生专业技术人员的业务职称晋升方面设置刚性条件要求，在农村基层从业的医生可以提前一年晋升高一级别的职称；条件相同的情况下，优先照顾在农村基层工作的人员；在城市从业的医生在晋升高一级别的专业技术职务前，必须有在农村基层服务的经历，并且要求在农村基层服务时间累计一年以上。

虽然上述措施在一定程度上提高了农村卫生技术人员的业务技能，

缓解了基层医疗卫生机构技术短缺的困境，但不能解决根本问题，原因在于：一是帮扶的区域与受到培训的人员有限，不能从根本上解决我国农村地区缺医少药的问题。2011 年我国有 37295 个乡镇卫生院，有 32860 个社区卫生服务中心，国家专项培训活动三年时间培训 145 万人次[9]，这样的培训远不能全面地解决我国广大农村地区缺医少药的问题，只能点对点缓解一时一地的困境。二是在实际工作中，对口帮扶只是为了应付政府下达的任务，很难起到实质性的作用，因为农村基层卫生服务能力的提高涉及各种因素，不是短时期内的一项政策就能改变的。三是在城市从业的医生，为了晋升职称，到农村进行累计一年服务，工作的时间与地点存在不连续性，对农村卫生技术人员带教式的培训不系统、不完整，作用不明显，更不能从根本上改变基层卫生人员知识结构不合理、基础医学理论水平不高的局面。

1.1.4.2 乡镇卫生院对卫生人才的培养不能满足自身需求

从形式上讲，乡镇卫生院卫生技术人员的在职教育是一种继续教育，是在职的短期学习或业务培训，不会是长期的脱产学习。在职培训的形式有以下几种[19-21]：长期培训计划，是指单位根据业务发展的需要，以进修的形式把业务骨干人员送出去，进行专项专业技术培训，将来进修完毕回到单位开展新的业务，期限一般在半年到一年；中期培训计划，是指把业务技术人员送到上一级的医疗卫生单位进行提高业务水平的学习，期限一般在一个月到三个月；短期培训计划，主要是专题学习，一般是各专业协会的年会、专题讲座会议或者继续教育项目培训会等，是短期的交流学习，时间一般在一到三天；个人申请的培训学习，在职人员根据自身的需要向单位提出申请，公费或自费进修学习，内容既有提高学历层次的学历教育，也有提高工作服务能力的进修学习，进修学习的地点一般是上级医疗卫生单位，或者是医学高等院校等。

乡镇卫生院对职工的在职培训开拓了他们的视野，更新了专业技术人员的业务知识，增强了单位人员整体业务能力，提高了专业技术人员的职业素质，但是这类培训很难从根本上解决乡镇卫生院卫生技术人员业务水平低、医疗服务能力弱的难题，主要是因为单位的培训存在一些问题[22-24]：一是乡镇卫生院资金与人员有限，并不是所有人都会得到培训机会，有机会受到培训者也会因为间隔时间过长，而得不到规范的、系统的业务培训。二是卫生技术队伍建设缺乏长远的规划，经费能维持日常的基本运转已是十分不易，很难再挤出部分经费用来进修学习，再加上乡镇卫生院的专业技术人员少，不能够派出更多的职工出去进修学习，无法实施正常的人力资源建设规划。三是乡镇卫生院专业技术培训工作不能满足医学教育与医疗卫生服务的要求，因为医学专业知识与临床业务技能的水平提高不是一两天能够实现的，特别是医学知识与临床专业技能的实践性更强，需要将知识与技术消化吸收，然后再变成自身的一部分才能够真正提高业务水平，而乡镇卫生院的实际情况又不可能让职工长期在外进修学习，只能提供短期学习，此类短期的教育培训满足不了职工业务水平提高的需求。四是培训内容不合理，不能满足乡镇卫生院临床工作的实际需要。当前的培训主要是临床理论知识的讲授，知识讲授的提供方占主导地位，知识的接受者处于被动地位，不是需要什么内容就提供什么内容，而是提供什么内容接受什么内容，不是有的放矢地培训，培训知识很难派上用场，培训的目的也难以达到，乡镇卫生院专业技术人员更希望得到经验丰富的上级医生的临床技术指导或者是到上级医院进修学习。

1.1.4.3 医学院校基层卫生人才培养的改革与探索

目前，高等院校为乡镇卫生院卫生人才培养进行了大量的研究与探索。为了能够为广大农村地区医疗卫生机构输送实用人才，不少医学院校从人才培养目标、教学内容、课程设置以及实践教学内容与形式上进行教学改革，希望能够为乡镇卫生院培养出“下得去，用得上，能培养”的医学人才。庞文云等提出了“两层三类”的农村医学人才培养体系[25]，在招生政策、教学模式与课程体系上体现出农村特色，招收愿意在农村工作的人员，教学内容上实事求是地考虑基层医疗卫生机构工作的情况，根据农村卫生岗位的需求设置课程体系，形成个性化的培养体系；高卉等提出为农村培养订单式免费医学教育人才[26]，培养目标应是培养具有临床医学和全科医学的基本理论、基本知识和基本技能的人才，能够满足基层医疗卫生服务中的常见病、多发病诊治的需要，开展融预防、医疗、保健、康复、健康教育、计划生育为一体的社区卫生服务工作，在招生上实行政策倾斜，免费为农村培养医学人才，以免除学费为措施吸引愿意为农村服务的学生，并且提出在课程设置上要按照临床医学专业全科方向培养，在教学计划中加强全科医学教育成分，强化实践教学环节，突出临床专业技能的培养，根据教学实际情况增加中医学与康复学的教学内容，以及计划生育技术相关内容，在课程设置与调整中注重加强人文社会科学和自然科学的结合及渗透，对人文社会科学与基础、临床以及预防医学课程进行整合。申颖等在调查分析了乡镇卫生院和社区卫生服务中心卫生技术人员实际需要基础上[27]，提出了人才培养的三方面要求：职业素质（价值取向、终身学习能力、批判性思维）、知识技能（医学基础知识和理论、医学操作技能）和管理能力（沟通能力、团队合作、事件应急处理），根据三方面的要求建立基层医疗卫生机构（乡镇卫生院与社区服务中心）所需要的临床医学专业模块，在这些模块的基础上研究整理出课程体系，围绕模块制定教学目标，设置课程内容、教学形式、内容及学时数，将传统的临床医学“4 +1”教学模式改为“3.5 +1.5”，增加临床教学时间，突出临床实践环节，加强动手能力的培养，在临床带教中注重规范临床操作。关利新等在临床医学专业教学改革过程中[28]，认为首先要重视人才培养目标，提出“为农村办学，为基层服务”的两为人才培养目标。人才培养过程中要注重实用原则，以及“知识、能力、素质”协调发展等，设计课程模块，在改革课程体系等方面进行研究与实践探索。高等医学院校对基层医疗卫生机构人才培养的研究与探索始终在进行，在人才培养目标、招生对象、课程体系、教学内容以及实践教学方面积累了不少经验并取得了不少收获。

目前，关于乡镇卫生院卫生人才培养方面的课题研究集中在专业培养目标、教学方式方法，以及课程结构、招生政策或者政府特定项目等方面。许多医学院校为了适应社会对卫生人才需求的大环境，或者是为了培养特定项目的人才，设定农村医学人才培养目标，制订新的专业培养方案，调整课程体系，革新教学方式与手段等。但是这些人才培养的改革不够彻底，基层卫生机构对医学人才内在结构需求的具体内容是什么，如何以全局的眼光来对待农村基层卫生人才的培养，需要什么样的理论来指导农村卫生人才培养，以及如何把人才需求方与人才供给方有机地衔接起来等方面的研究较少；关于我国卫生服务体系内的乡镇卫生院的功能定位还有不同的见解，这些客观情况都增加了人才培养定位的不确定性。如何培养出农村地区“下得去、留得住、用得上、能培养”的医学人才是摆在高等医学教育面前的难题。

1.2 研究意义

在几轮的“医改”过程中，我国政府制定多项政策、采取多种手段进行调控，缓解了广大群众治病就医的压力，但没有从根本上解决卫生人力问题；地方医学院校也没有专门为基层培养出针对性很强的特色性人才。本书适应医药卫生体制改革的需要，通过对我国农村地区卫生服务状况的调查与分析，比较国内外医学人才培养标准或要求、教育学相关理论，构建出符合乡镇卫生院工作需要的人才内涵模型，创建农村卫生人才内涵指标体系，以服务于医学人才的培养。

1.2.1 理论意义

1.2.1.1 为地方医学院农村医学人才培养提供参考

医学院校临床医学专业人才培养同质化严重，没有针对不同级别医疗卫生机构培养有特色的医学生，这种以“不变应万变”的人才培养模式必然造成毕业生对社会需求的不适应。农村卫生人才的培养理论薄弱，医学院校在人才培养上没有理论依据。本书力求通过借鉴知识、能力与素质结构的人才结构理论，分析农村常见病、多发病的情况，总结农村卫生服务中常用医学知识与医疗实用技术，构建农村乡镇卫生院临床医生的人才结构模型，为医学院校临床医学专业培养农村医学人才提供理论依据。

1.2.1.2 为地方医学院校农村医学人才培养改革提供新思路

社会对人才的需求不是一成不变的，医学院校对人才的培养也应是多样的。本书从人才内涵的实用性出发，把人才培养的供需双方联系起来，调查了需方对人才内涵的要求，以及行业基本要求与规则，结合教育学基本理论，总结人才需方要求，从需求方的角度为农村医学人才培养改革提供事实依据。

1.2.1.3 对各类人才概念归类与辨析

我国高等教育对医学学术型人才、应用型人才和实用型人才的概念未能明确区分，在对三者的认识上存在混乱和偏差。一方面受儒家传统观念“劳心者治人，劳力者治于人”的影响，另一方面也与我国医学高等教育长期以来是精英化教育有关，加之国家资源调配的政策偏向，导致多数高校把人才培养目标定位于学术型人才培养，不愿意去培养职业型、应用型人才，从而影响了医学职业教育体系建设。因此，对人才类型与层次的正确认识，既能够为高等院校办学理念的选择提供依据，也可以为我国医学教育体系建设提供支持。

1.2.2 实践意义

1.2.2.1 为乡镇卫生院卫生人才引进提供支持

不同领域人才的培养，应该是在培养定位、培养目标、培养内容上有所不同，而不是在同一专业中的培养层次或培养质量上存在差别。但是长期以来，我国卫生服务体系在人力资源分配上，存在着很大的认识偏差，医学博士、硕士研究生就业多在一二线城市，本科生与专科生则在市级或县级医疗卫生机构，部分专科生与中专生则在乡级医疗卫生机构服务。这种不以专业选择服务岗位，而以学历层次或业务能力的差别来决定服务的区域的情况，必将造成基层或偏远地区卫生服务人员结构不合理，卫生服务水平低下，导致农村农民治病困难，也是对广大农民卫生服务的不公正。基层医疗卫生机构人才的引进不应是低层次的，应是适合于本区域的优秀人才与高水平人才，医学院校应专门为基层培养专门的人才，政府在人才引进与人才待遇上应提供支持。

1.2.2.2 为地方医学院校办学定位提供支持

许多地方医学院校医学专业人才培养目标定位于学术型人才、研究型人才，但是，因为教育资源相对不足，毕业生既没特色，又不能适应社会。办学定位与人才培养定位不清，不仅会浪费教育资源，也会让高等院校的生存举步维艰。所以，地方医学院校应根据自身实力，结合地方经济发展的需要，致力于为地方卫生服务，为地方的经济发展提供健康的人力资源，为本地区卫生服务机构培养出高学历、高能力、高素质的实用型卫生人才。准确的人才培养定位，能够让医学院校突出自身特色，找到人才培养优势，增强办学活力。

1.2.2.3 为乡镇卫生院医学实用型人才培养提供支持

从供需平衡理论上来说，需方需要的人才才是供方努力的目标。虽然高等教育是一种文化传承形式，人才培养需要一定的超前性，但是人才培养的最基本要求是对社会的适应性，需要对就业市场进行调查与研究，需要考虑市场导向对人才培养的指导作用。目前，对乡镇卫生院医学人才的群体结构与个体结构内容研究较少，还没有成熟的人才结构模型。本书构建了乡镇卫生院医学实用人才内涵的结构与指标体系，为医学院校临床医学专业人才培养提供参考依据，为全国范围内乡镇医疗卫生机构的人才培养提供借鉴。

1.3 研究目标及主要内容

1.3.1 研究目标

（1）研究乡镇卫生院不同历史时期的属性与功能，分析功能定位与属性对乡镇卫生院卫生人才培养的影响；总结农村地区疾病谱，分析农村地区的常见病、多发病以及重大疾病与农村卫生服务的关系，分析疾病谱对乡镇卫生院卫生人才内涵的影响。

（2）实地调查乡镇卫生院卫生服务内容，以及疾病诊疗所需要的关键技术手段，总结乡镇卫生院医生在基本医疗服务中所需要的实用性医学理论知识与业务技能。

（3）从知识、能力与素质三要素着手，分析乡镇卫生院医学实用人才应具备的人才内涵；根据医学实用人才内涵，构建出相应的医学实用人才内涵的指标体系。

1.3.2 研究的主要内容

1.3.2.1 乡镇卫生院职责与功能的总结分析

通过文献查阅，总结乡镇卫生院为农民提供的常见的卫生服务内容，以及功能作用上的差异。分析乡镇卫生院在我国医疗卫生体制中的角色与职责，总结不同历史时期乡镇卫生院卫生人才培养的经验教训，分析总结实用人才概念，探讨乡镇卫生院医生的实用性内涵。

国家卫生服务体系中对乡镇卫生院的功能定位是宏观层面上的，是适用于全国范围内的，但是我国地域辽阔，交通运输能力不一，经济发展水平差别大，人口分布不均，民族传统文化与风土人情各具特色，在实际卫生服务提供中，城市与乡村不可能统一模式，东南部与中西部不可能采取相同的模式，需要因地制宜、实事求是，从而为研究乡镇卫生院人才的实用性提供依据。

1.3.2.2 乡镇卫生院工作实践中理论知识与专业技能的总结

对样本地区卫生服务状况进行调查，根据调查地区卫生服务内容，设计调查问卷与个人访谈提纲，对乡镇卫生院的临床医生进行调查，筛选出当地卫生服务过程中最需要的临床医学知识与基本诊疗操作技能，特别是针对农村常见病、多发病的疗效好、简便实用的医学理论知识与诊疗技术；总结乡镇卫生院临床医生在诊疗工作中所需要的基本理论、基本知识与临床操作技能，以及农村卫生服务中最需要、最实用的综合能力。

1.3.2.3 根据KAQ理论分析乡镇卫生院医学实用人才内涵

根据“知识—能力—素质”人才培养理论，即以“知识”（Knowledge）为基础，以“能力”（Ability）为中心，以“素质”（Quality）为目标的KAQ人才培养理论，结合乡镇卫生院所需要的基本知识、基本理论与基本技能，设计访谈提纲，对医学院校的教育教学专家与教学管理者进行咨询调查，将符合乡镇卫生院的卫生人才的理论知识、临床操作技能与综合素质转化为人才结构的基本要求，依据医疗行业标准与要求以及教育理论，分析总结乡镇卫生院卫生服务所要求的人才内涵结构。

1.3.2.4 国内外关于医学人才培养的相关要求与标准

不同国家或地区卫生服务理念不同，服务对象不同，面对的服务要求也存在着多样化，对医学毕业生掌握的医学知识以及专业技能与综合素质的要求也不尽相同，但是不同国家或地区的医生有一个最基本的共同点，就是为人类的健康服务，那么就会有一个最基本的、最低的标准或要求。因为随着经济全球化发展，人群的全球性流动越来越普遍，同一国家或地区的医生可能要面对来自不同地方的患者，同样，同一患者可能在不同时间、不同地点要找不同的医生治疗相同的疾病，所以地球村的逐步形成，要求卫生服务人员应有共同的、基本的、最低的要求与标准，这样才能保证患者享受基本的、公正公平的卫生服务，这也是卫生人才培养的根本要求与基本依据。

1.3.3 研究方法

1.3.3.1 文献研究法

通过查阅文献了解我国乡镇卫生院的发展历史，以及不同历史时期的功能定位、经营管理与服务内容，了解目前有关乡镇卫生院改革的状况；了解国外有代表性的医疗卫生体制与基层卫生服务体系，及其基层卫生人才培养的理念、目标、过程等；了解国内医学院校对基层卫生人才培养理论的研究进展，以及部分医学院校对农村卫生人才培养的探索与尝试；查阅高等教育理论体系中人才培养的理论，学习国家教育部关于人才培养模式概念的定义，以及该理念对医学高等教育的指导作用；查阅关于人才的内涵，了解单体人才结构与整体人才结构的差异，以及人才结构主要因素——知识、能力与素质三者之间相互作用、相互影响、相互依存的关系；了解目前人才培养过程中我国高等教育体系未来的分类与分工，人才的分类，以及应用型、学术型、研究型人才之间的关系；查阅农村地区全科医生与专科医生的关系，及其在农村卫生服务中的功能与作用；查阅我国高等院校医学人才培养模式的优点与不足之处；在研究文献的基础上，制定出调查问卷表与专家咨询表等现场调查工具。

1.3.3.2 专家咨询法

根据前期乡镇卫生院卫生服务中常见病、多发病以及常用的诊疗技术与手段的调查结果，乡镇卫生院功能职责与服务内容，以及农村地区的疾病谱分析总结，国内外医学人才培养的基本要求与标准等，组织专家组进行头脑风暴，广泛收集专家的意见，确定乡镇卫生院人才结构内涵的指标体系初稿；选择各级医疗卫生机构、医学院校、卫生行政管理机关等部门的临床医生，高等医学教育管理专家，农村卫生服务管理专家与医学院校教学管理专家等组成专家咨询组，采用专家咨询法，获得各领域专家对乡镇卫生院人才结构指标体系的指导意见和建议，最终确定指标体系。

1.3.3.3 现场调查法

调查地点与对象：依据乡镇经济状况，采取典型抽样的方法，在河南省东部、南部、西部与北部各选一个地市，每个地市根据经济水平各选3个县，每个县选取3个乡镇卫生院作为样本农村基层卫生机构，共计36个样本卫生院。调查对象包括乡镇卫生院院长、行政管理人员、卫生院的临床各科室的医生等。

调查内容：医疗卫生服务人员的社会学人口特征包括性别、年龄、业务职称、学历、专业、行政职务、工作年限以及培训情况等基本情况；医疗机构所需人才的学历、基本知识、主要操作技能、综合能力与综合素质等；基本医疗服务提供情况、职工培训制度及执行情况，对医学知识掌握情况的评价及所需要医学专业知识的判断等。

1.3.3.4 个人深入访谈

设计访谈提纲，对乡镇卫生院的负责人进行个人深入访谈，了解目前乡镇卫生院卫生服务内容与功能定位之间的差异，分析这种差异是功能定位方向有偏差，还是乡镇卫生院需要进一步发展、健全服务职能；对教育学专家、医学教育资深专家进行访谈，探讨目前卫生人才培养中，在社会适应性方面存在哪些需要解决的问题，现行医学教育体制中有哪些重要的弊端，在确定医学实用人才内涵模型上，需要注意哪些问题，以及人才内涵模型确定后，人才培养的合理性与可行性，以及与期望目标的一致性等。

1.3.3.5 情景分析法

先确定对未来结果有重要影响的因素，再设想出在重要因素发挥作用时可能出现的结果，然后根据构想出的结果，分析探讨需要采取什么样的应对措施，借此防范最坏可能。采用情景分析法分析乡镇医疗卫生人才培养中的关键问题，依据乡镇卫生院卫生人才培养的状况，探讨人才培养模式的优化路径及后续发展。

1.3.3.6 数据统计分析法

收集整理有效的调查问卷，用 Epidata 软件建立数据库，分批进行数据录入，最后整合数据，再用 SPSS 15.0 统计工具进行数据分析处理，最后应用层次分析法（AHP）确立人才培养的评估指标权重。

1.3.3.7 数据信息的质量控制

一是现场调查时的质量控制，考虑参与调查的教师与学生的专业背景、个性特征，以及兴趣爱好等，再对选定的调查员进行培训；调查前分成若干调查小组，每组确定一个组长，再选定一位数据核查员，专门负责每天数据的核对，一旦发现问题就及时上报组长，尽早采取校正措施。

二是数据录入时的质量控制，在调查小组中选择态度端正、责任心强的成员参加数据录入工作，再对数据登记人员进行培训，并采取两组重复交换录入方式，数据输入后立即进行逻辑性、完整性检验，以便及时纠正错误。

1.4 本书的结构安排与技术路线

1.4.1 本书的结构安排

本书的结构安排如下：

第 1 章为绪论。根据课题的选题由来，对相关的背景资料做总结与回顾，对国内与本课题相关的研究进行概述，再提出本课题研究的具体实施方案，以及构想的研究思路，提炼出课题研究的创新点所在，最后是研究方案实施的可行性依据等。

第 2 章为相关理论研究及相关概念辨析。本章对本书所涉及的一些基本概念、基本理论进行了分析与总结。进行人才概念分析，解释实用人才的概念及含义，辨析医学实用人才、应用型人才、全科医师的概念与相互之间的关系，知识、能力与素质三者之间的关系等；分析国内外医学人才培养的基本标准与最低要求、培养目标设定，并对国外基层卫生人才培养状况进行了总结与分析等。

第 3 章为乡镇卫生院发展历程与功能定位及其对人才内涵分析的启示。回顾我国乡镇卫生院的历史沿革，总结不同历史时期我国农村基层医疗卫生人才培养的成功经验与历史教训，分析乡镇卫生院卫生人才培养中实用性成分与要素；总结新时期我国乡镇卫生院的功能定位与服务内容，分析其对医学实用人才培养的反馈指导作用。

第 4 章为基于服务需求的乡镇卫生院医学实用人才内涵分析。根据农民常见病、多发病及目前乡村疾病谱的构成，设计了调查问卷，收集乡镇卫生院医疗服务常用的医学知识与业务技能，对信息进行分类整理、分析研究。

第 5 章为乡镇卫生院医学实用人才内涵的框架构建。根据人才结构理论、乡镇卫生院功能定位、农村疾病谱、农村常见病的诊断技术以及本科医学教育标准调研结果等，设计出乡镇卫生院医学实用人才内涵的框架，以及具体指标体系内容，根据通过专家咨询法得到的建议与意见，对人才内涵结构的指标体系进行修订，最终形成医学实用人才培养的指标体系。

第 6 章为指标体系的应用。指标体系建立以后，要检测指标体系的科学性与灵敏性，将指标体系转化为调查问卷，对医学院校临床医学专业中即将毕业的本科生，以及临床医学专业中即将毕业的专科生进行调查，以了解指标体系评价临床医学专业人才培养与农村医学人才的结果；同时，选取乡镇卫生院临床医生进行调查，以了解指标体系与乡镇卫生院临床医生实际情况的差距，检测该体系能不能反映出乡镇卫生院临床医学人才的实用性内容，能不能反映出医学院校人才培养与农村实用性之间的差别。

第7章为研究总结与前景展望。总结本书的不足之处与可能的补救措施；讨论如何利用现有结论，进行人才培养模式的下一步研究，形成农村基层卫生人才培养课程结构与内容，并在基本要求与课程体系的基础上形成人才培养方案与保障机制；建立人才培养模式运行的反馈评价机制，建立有效的通道机制，对新建立的人才培养模式进行回馈性的调整。

1.4.2 本书的技术路线

本书的技术路线如图1-1所示。

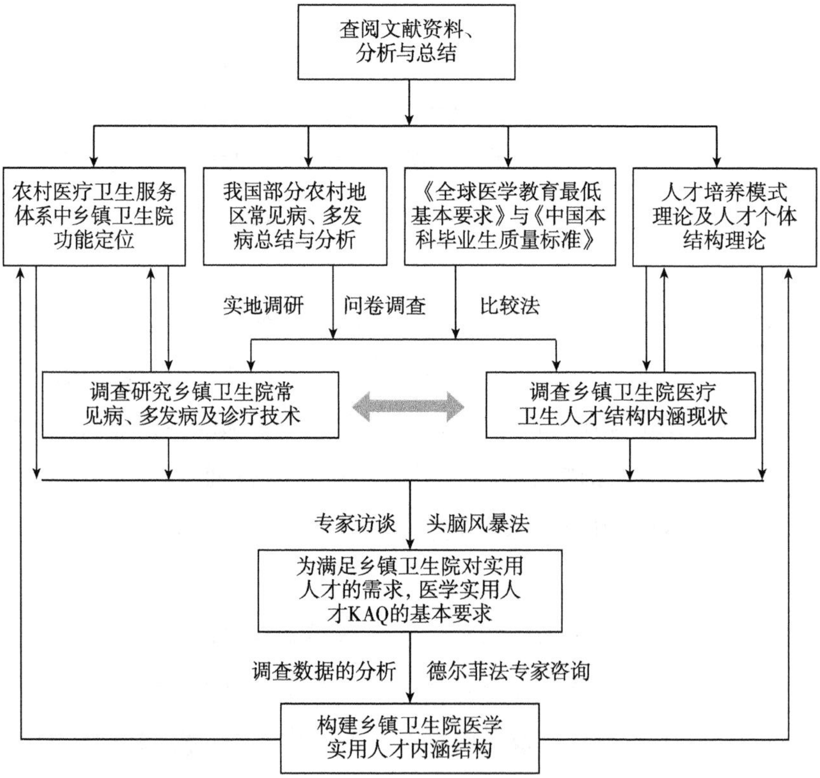

图1-1 本书的技术路线

1.5 本书的创新之处

本书的创新之处体现在以下方面：

一是分析了乡镇卫生院医学实用人才内涵。总结乡镇卫生院的发展历程与功能定位，调查分析乡镇卫生院常用的关键诊疗技术手段，总结农村地区疾病谱情况，研究医学教育人才培养标准等，在上述研究的基础上对乡镇卫生院医学实用人才内涵进行了分析总结。

二是构建乡镇卫生院医学实用人才内涵的框架。以“知识—素质—能力”理论为指导，以三者的关系以及乡镇卫生院对人才知识、能力与素质的实际需求为依据，研究乡镇卫生院医学实用人才内涵框架的构建，从而指导医学高等教育人才培养模式的改革。

1.6 资料来源与分析方法

1.6.1 资料来源

1.6.1.1 文献检索法

2012 年 12 月至 2013 年 3 月，利用布尔逻辑检验法，以“人才培养模式”“实用人才”“人才内涵”“卫生服务”“功能定位”“乡村疾病谱”以及“全科医学”等作为关键词或主题词，通过计算机网络检索了万方医药期刊数据库、中国期刊全文数据库、重庆维普中国科技期刊数据库以及 Pubmed、Medling、Proquest 等外文数据库，因考虑到时间跨度较大，文献资料较多，故将检索时间设定为 1995 年至 2013 年 12 月，使用 2 ~ 4 个检索词连接检索方式，并追索所获文献的参考文献；另外，辅助于手工检索相关期刊、会议论文以及论著专著等资料。对国内外的人才培养理论、人才内涵建设以及全科医学、卫生服务体系与卫生保障体系进行系统性的回顾，追索总结了影响人才内涵建设的关键因素，以及基层卫生服务功能的影响因素；查阅了国际医学教育最低要求，本科医学教育全球标准与中国、全球医学教育最低基本要求以及中国的《本科医学教育标准——临床医学专业（试行）》等。

1.6.1.2　专家咨询法

在收集整理前期材料的基础上，设计了实证调查的方案，由课题组15名专家对方案中的医学专业知识体系指标与乡镇卫生院卫生服务体系指标进行论证，并根据意见进行修改调整；然后，以通信的方式选取5名基层卫生服务专家对调查指标体系进行咨询，最终确定了乡镇卫生院卫生服务诊疗技术、医学专业知识与技能以及综合素质调查问卷；经课题组15名专家的两轮讨论确定了医学实用人才内涵指标体系初稿，选择12个省份的30名专家作为咨询专家，经德尔菲法咨询，确定医学实用人才内涵指标体系。

1.6.1.3　调查方案的设计与调整

在初期文献查阅与总结的基础上，经过两轮专家的咨询讨论，设计并调整了调查方案；设计调查问卷，针对乡镇卫生院卫生服务中常见病与多发病种类及所需关键技术手段、技术水平以及临床医生年度培训情况、临床医学专业课程体系中的知识掌握与临床运用情况等内容进行调查；于2013年6月10—14日选取四家乡镇卫生院八名医生进行了预调查，验证了调查方案的可行性，以及调查指标的适应性，并根据预调查情况，修正调整了调查问卷的部分调查指标，最终确定了调查方案及有关调查指标内容。于2013年6月22日开始为期一周的调查，调查内容主要有：

乡镇卫生院医务人员基本信息及培训情况。此项调查主要了解调查对象的年龄、性别、学历、职称、从事专业、从业年限等基本情况，以及培训频率、培训的内容、培训方式与对培训的满意度等。

乡镇卫生院常见病、多发病及所需的诊疗技术。主要了解乡镇卫生院卫生服务中医生所遇到的常见病与多发病的情况，为了诊断与治疗疾病，临床上需要哪些技术手段，按顺序列出主要的三项内容，并列出该病的主要治疗手段，以及治疗的整体效果。

乡镇卫生服务中关键技术情况。根据调查对象所提供的关键诊疗技术或项目中，使用频率最高的前20个技术或项目，判断上述技术或项目在临床诊疗工作中的重要程度，以及临床医生对各项技术的掌握情况，对难以掌握的技术要说明原因所在。

现行临床医学专业的课程体系评价。将现行的临床医学专业课程体系分为思想文化课、自然科学课、学科基础课、专业基础课与专业课，以及部分体现农村医疗卫生服务特色的课程，调查对象根据实际工作中的需要，对课程的必要性进行评价，并对自己对上述课程掌握情况做出判断。

乡镇卫生院医务人员综合素质。调查对象根据实际工作经历和个人真实情况，对新时代背景下的乡镇卫生院医学人才应当具备的综合能力与素质的实际需求程度及个人掌握水平进行逐一评价。

1.6.1.4 现场调查

调查地区的选择。根据调查方案要求，2013年6月20日对调查人员进行集中培训，就课题设计背景、调查目的、调查内容、调查方法以及调查过程应注意事项进行讲解；在河南省内根据区域、经济水平以及距离省会城市远近，选取了安阳、洛阳、商丘与驻马店四个地区，调查人员也分为4组；在各个地区选取3个有代表性的县，依据乡镇经济状况、距离县城与城市的距离、交通条件优劣等，在每个县选取3个乡镇卫生院作为样本。

调查对象的选择。2013年6月22日，调查小组分别赴四个调查地区的36个调查单位，对乡镇卫生院临床医生进行调查，调查对象覆盖乡镇卫生院的各个临床科室，调查对象包括卫生院院长、管理人员、临床医生等。在对280名调查对象进行调查的过程中，主要了解了调查对象的社会学人口特征，包括性别、年龄、职称、学历、专业等基本情况；重点调查了医疗卫生服务过程中所需要的基本专业知识、基本操作技能、主要诊疗手段、综合业务能力与综合素质等，以及医生进修情况与乡镇卫生院提供的基本卫生服务情况。

1.6.1.5 数据录入与整理

将调查问卷进行分类整理，分别统计有效问卷与无效问卷的数量；利用 Epidata 3.1 软件，建立乡镇卫生院医务人员情况调查信息数据库；对数据录入人员进行培训，然后把统计人员按每组三人进行分组，每组中一人读数据，两人分别录入数据；每十个问卷录入完成后，两人进行核对，无误后继续下一组数据录入，有数据错误则进行复查；数据录入完毕后，再对数据内容进行统一规范整理，根据《中国国际标准编码》，对所输入疾病进行分类、合并等，再对数据的逻辑性、完整性与一致性进行核查，以避免下一步数据统计失误；整理完数据后，运用 SPSS 15.0 统计分析软件进行处理分析。

1.6.2 分析方法

应用层次分析法（AHP）确立人才培养的评估指标权重，分析软件采用 SPSS 12.01。

2 相关理论研究及相关概念辨析

2.1 相关概念辨析

2.1.1 人才

2.1.1.1 人才的概念

我国文献史上人才也作人材，《诗经·小雅·菁菁者莪》序中“菁菁者莪，乐育材也，君子能长育人材，则天下喜乐之矣”，意思是说植物生长得很好，将成为人们都很喜爱的有用之材；如果君子能够为社会培育出更多的人才，那么整个天下都会欣喜的。《现代汉语词典》中的解释是“德才兼备的人；有某种特长的人”，这种说法主要包含两个因素——“德才兼备”和“某种特长”，拓展了人才的内涵。我国的史料典籍上有许多关于人才的概念或解释，多是根据研究的需要进行界定的，没有一个适用于各个领域的概念。

专家对人才概念的见解虽然具体内容不同，但基本认识是一致的。王通讯（1986）在《宏观人才学》中指出“社会上一般将德才兼备的人或有一定专长学问的人叫作人才”；而“能以其创造性的劳动，对社会发展、人类进步做了较大贡献的人”这个概念强调了人才应具备的基本条件，以及一定条件下的社会贡献性特征。

教育学家叶忠海（1983）在《人才学概论》中指出人才是“具有一定的专门知识、较高的技术和能力，能够以自己的创造性劳动，改造认识、自然和社会，对人类进步做出了某种贡献的人”。他强调不仅要具备一定的人才内涵，还应该能够运用这些知识与技能，对人类社会做出自己的贡献。

王鹏（1986）在《用人之道》中认为“人才有脑力劳动者，也有体力劳动者，在有学历、有文凭的人员中有，在无学历、无文凭的人员中也有”，强调了人才的广泛性，不以学历层次、工作内容论人才，重在能力与贡献上。

有人认为人才是有条件限制的，不存在绝对的人才。刘圣恩（1987）在《人才学简明教程》中提出：“人才应是在一定的社会历史条件下，在认识世界与改造世界的过程中进行创造性劳动的人。”也就是说，人才的条件是有限制的，人才是相对的，没有绝对的、无条件的人才，刘圣恩的观点充分体现了人才的历史性、实践性与创造性等，可以理解为人才生存在一定的历史阶段，其价值是在具体的生产实践活动中体现的，创造性的社会劳动是人才的根本性特征。

中共中央、国务院在《关于进一步加强人才工作的决定》中指出，“人才存在于人民群众中”，“只要具备一定的知识和技能，能够进行创造性劳动，为推进社会主义物质文明、政治文明、精神文明建设，在建设中国特色社会主义伟大事业中做出积极贡献的，都是党和国家需要的人才”，“要坚持德才兼备的原则，把品德、知识、能力和业绩作为衡量人才的主要标准”，承认人才的普遍性，同时也坚持了人才应具备的最基本的内涵是品德、知识、能力与业绩等，只要满足这些基本条件，人人都能成为人才。

笔者认为人才应是有高度的社会责任感与职业道德水平，掌握了能够满足社会需要的专业知识与操作技能，在社会需要的时候能够为人民做出贡献的人。

2.1.1.2 人才的基本特征

人才具有很强的时代特征，一是从人才的产生到发展，再从人才的存在到消亡，本身就是一个时间的过程，人才自身受时间的制约，没有了这个时代，也就没有人才存在的基本条件；二是一个时代的人才在另一个时代就不一定是人才，具备一定才能的人才适应了一个时代社会的需要，但是如果时代变了，社会实际需要内容变了，人才自身的才能就不一定满足社会的需要，所以不一定能够成为人才。所以，不同时代人才的内涵不同，其是随着时间的推移与社会的发展而变化的，有明显的时代性。

人才具有相对性，所谓人才，是相对于一定参照标准而言的，没有绝对的人才；在一个时间段内的人才，对于另一个时间段来说，就不一定是人才，在某一特定领域内的人才，在其他领域不一定是人才，也可能是庸才。所以，人才应该是在特定的时间、特定的地点、一定的专业领域内，并且是相对于一定的参照标准来说的，具有相对性。

人才一般都有社会贡献特征，无论在物质上，还是在文化上，人才为社会创造出了非同一般人的成果，为社会、人类做出了有益的贡献。人才具备一定的内在优秀素质，通过自己的贡献把内在优势表现出来，贡献是内在优势的一种外在表现。

人才具有广泛性，不仅包括杰出的人才，也包括一般性的人才，只要符合人才标准，现实社会中的所有人都可以成为人才。从范围上来讲，人才具有较大的社会覆盖面，包括对社会有重大贡献或影响的人，也包括社会贡献或社会影响一般的人；包括掌握科学知识的高层次人，也包括文化水平、社会层次较低的人。与社会精英不同的是，人才具有广泛性，只要是通过自身积极学习，掌握了知识与技能，凭借自己努力工作，在自己能力范围内做出了应有贡献的人，就都是社会的人才。只要努力学习、积极进取、乐于奉献，人人都有可能成为社会或国家的人才。

人才具有多样性，主要表现在其社会的全方位性，不仅学术型的知识分子是人才，应用型的高技能人员也是人才；传统意义上的“双高”（高学历与高职称）人员是人才，没有获得相应学历与职称者也是人才；有综合创新能力的人是人才，仅拥有一般专门技能的人也是人才。人才不是单一类别的人，只要掌握了一定知识与技能，愿意通过自己的努力，能够为社会做出一定贡献的人都是人才。

人才大多具有潜在性，一般来说，人才是为社会或人民做出贡献的人，受到社会或人们的认可的人，但是也有一部分人，他们掌握了一定的知识与技能，具备了做出贡献的客观条件，只是因为时机未到或是暂时没有发挥的平台而未能贡献自己的力量，或者其贡献还暂时没有被社会或人们所认可。人才具有潜在性，需要有一定的时机与条件才能成为真正的、完全意义上的人才。

2.1.1.3 人才的结构

人才的结构是指构成人才整体的要素、各要素的作用以及要素之间的内在联系。人才结构可分为个体人才结构与群体人才结构，有人认为群体人才结构主要是指人才群体中各个体构成要素及其内在联系，主要指群体的年龄结构、性别结构、专业结构、职能结构等特征，而具体到个体则是指人才个体内部的德、才、智、能、体等构成要素，以及各要素间的相互作用与联系，具体结构一般包括了思想品德结构、知识结构、能力结构、素质结构等。

知识结构主要是指人才培养中知识体系构成要素、各要素的作用以及相互之间的联系，主要包括思想政治与人文社会科学知识、公共基础科学知识、专业基础知识、专业知识等知识模块；也有观点认为，知识结构分为科学文化知识、相邻专业知识以及本专业知识等。各构成要素的作用强弱及相互间的关系，主要取决于人才培养定位、培养目标和培养规格等因素。

能力结构指各种能力构成成分及其功能大小强弱等，有学者认为，能力分为一般能力与特殊能力。一般能力是特殊能力的基础，没有一般能力就不会有特殊能力的形成，而特殊能力又可提升一般能力；一般能力是人才培养的基本要求，也是人的未来职业生涯中各项能力形成与发展的基础；就其构成要素来说，一般能力主要包括观察能力、记忆能力、自学能力、交流沟通能力、书面与口头表达能力、实践操作能力以及适应能力等，而特殊能力则包括专业技能、信息管理能力、组织管理能力、创造能力、心理承受能力、团结协作能力以及社交能力等。

素质结构一般分为生理素质、心理素质与社会性素质等，根据不同的分类标准还有其他分法与类别，但是人的素质表现具有整体性，一类素质的表现必定渗透着其他类别素质的作用。生理因素有先天遗传的特点，是心理素质与社会素质产生与发展的基础，而心理素质与社会素质在人的素质中占主导地位，生理素质体现心理素质与社会素质的作用；心理素质既能影响生理素质，又能影响社会素质，起到链接的作用。

2.1.2 农村实用人才

“农村实用人才”是随着农村经济的发展和农业产业结构的调整，在农村各个服务领域产生的一批拥有一定知识与技能、对区域经济发展做出贡献的各类人才；1998 年我国人事部与农业部的文件第一次出现了“农村实用人才”的说法，但是第一次的规范提法是 2007 年《关于加强农村实用人才队伍建设和农村人力资源开发的意见》中的解释：“指具有一定的知识或技能，为农村经济和科技、教育、卫生、文化等各项事业发展提供服务，做出贡献，起到示范或带动作用的农村劳动者。”文件中提到的“实用人才”是指工作的区域在农村、拥有一定的知识与技能、对当地经济发展有重要贡献、受到当地政府与人民群众认可的人才。这类人才不是以学历与职称为重，不强调外在的、形式上的属性，而是强调其实用性，只要是掌握一定能够满足农村服务需要的知识与技能，主观上愿意为农村服务，正在或未来即将为农村社会贡献自己成就的人，就是农村实用人才。

“农村实用人才”有一定自身特有的人才特征，一是知识技能特征，农村实用人才都掌握了某一领域的专业知识或操作技能，这类知识与技能适应了农村经济发展，满足了农村社会的需求。二是农村乡土特征，农村实用人才没有受过正规的高等教育，也没有相应专业的职称，这些人才长期生活在农村，根据工作或生活的需要，通过可能的或便利的渠道学习掌握了在实际生产或生活中有使用价值或意义的知识与技能，这类知识或技能非常适用于农村的生产劳动与社会服务。三是服务领域多样特征，农村实用人才的服务遍及农村社会生活的各个角落，不仅是农村的生产劳动与乡镇企业经营，也包括了农村的文化教育、卫生服务等，受到农村广大农民群众认可与欢迎。四是农村社会贡献特征，不论学历水平的高低，只要对农村社会有实实在在的贡献，受到农民群众的认可，就是人才；如果不能为农村所用，学历水平再高、专业职称再高、学识再渊博，也不能称为农村实用人才。五是工作岗位的农村特性，农村实用人才应该是服务于农村的，这是区别于其他类别人才的重要特征，只有在农村才能检验人才对于农村的实用性，是否适合农村社会的实情，是否满足农村社会需要，是否能够为农村地区的人民群众做出应有贡献。

2.1.3 实用人才

目前，关于“实用人才”的研究主要是结合“农村实用人才”研究来开展的，研究农村实用人才的类别、特征、适用范围以及人才培养等，没有专门研究“实用人才”的；在文献资料中，也没有查到关于“实用人才”一词本身的解释，只是提及或泛泛的表述；社会各行业人才的培训与高等院校人才的培养，多围绕人才的社会适应性进行改革，强调人才在工作实践中的作用，各领域都有自己的特色。

2.1.3.1 实用人才的概念

一般意义上的人才只有在具备一些特征后才可以称得上是实用人才，此类特征应是经过专门的培养才能具备的，所以对实用人才的培养应体现实用性的特征，一是人才培养目标清晰，有很强的针对性，以满足未来工作的需要为主。在知识传授上，要根据未来工作性质与工作内容的需要来决定培养对象的知识结构，不能不分专业与层次进行千人一面式的培养。二是加强综合能力的培养，注重各种实用性能力的培养，因为在工作生活中遇到的问题不可能是单一因素引起的，也不可能是各种因素按次序逐一产生作用形成的，所以未来工作中所涉及的交流沟通能力、自我学习能力以及专业操作能力的培养是非常关键的，人才培养过程中不应再片面地关注书本知识的传授，而忽视专业操作技能与职业特殊能力的培养。三是重视职业道德与人文素质的培养，强调人才是社会的人才，人才必须有很强的社会适应性，良好的个人品德修养与高尚的职业道德是适应社会的首要条件，高度的责任感与严谨的工作作风是获得认可的重要条件，而团结协作则是工作中相互支持、相互补充的重要前提，既可拓展专业发展空间，也可改善生存生活环境。四是注重人才与岗位的匹配，因为人只有在适合自己的位置上才能发挥作用，所以在一定程度上岗位职责影响着人才真实价值的实际表现，如果没有在合适的位置上，即使具备再多的专业知识与再强的工作能力，也不是人才，所以岗位职责在人才培养过程中应注重未来的需求，突出服务内容的特色。

基于前文关于人才概念的阐述与实用概念的分析，笔者认为“实用人才”是具备职业道德与人文修养，掌握适应工作环境、满足服务对象需要的专业知识与操作技能，能够或即将能够在适宜的区域为服务对象做出贡献并受到人民群众认可的人。

2.1.3.2 实用人才的特征

一是时间性，实用人才的社会价值与实用性是有时间限制的，在特定的时间内一些人是人才，但他们在另一个时间段就不一定是人才。例如20世纪末期个别省份开展的医学实用人才教育，在当时农村缺乏医疗卫生服务人员的现实情况下，国家又没有专门的医疗卫生从业人员资格的法律规定，那么凡是接受过医学教育或继续教育，掌握了适合农村地区特点的医学知识与临床技能，并且能够为农村地区医疗卫生服务事业做出贡献的人员都是实用人才，但是现在如果没有执业医师资格证，仅是受过医学相关教育去开展医疗服务，有关人员不仅不是满足实际需要的医学实用人才，而且开展的医疗服务也是违法的。

二是区域性，实用人才的培养在目标上有很强的指向性要求，不是面面俱到的“万金油式人才”，这就要求工作岗位有一定的选择性，在某一个岗位上是实用人才，如果换了一个岗位就不一定是人才。例如，如果培养的人才是学术性研究人才，而工作岗位安排在乡镇卫生院，客观上的工作条件与环境限制，加之学术性研究人才的知识结构与专业操作技能等不匹配，再高水平的人才，也不是实用人才；反之，为基层医疗卫生服务培养的人才，留在三级医疗卫生单位，由于知识结构、临床操作能力与工作思维等限制，培养的人才再优秀，也不能算是实用人才。

三是层次性，实用人才存在层次性，不同层次的人才有不同的实用标准，实用人才不是一个专业类别，而是各个专业所培养的人才对社会需要的适应性。横向来看，各个专业都应有自身的实用人才标准，但是不同专业的实用人才标准没有可比性；纵向来看，实用人才中也有不同级别的实用人才，有高层次的实用人才，也有低层次的实用人才。学术型研究人才也有其社会使用价值与实际工作效果，有评价其是否实用的标准，应用技术型人才也有其社会使用价值与使用效果，也有评价其实用性的要求。

四是专业性，所谓的实用人才，都是建立在一定的专业基础上的，没有特定专业服务领域，实用人才也无从谈起。培养实用人才需要有明确的人才培养目标，有明确的社会服务内容，人才培养过程中有一定的倾向性与侧重点，在专业上有某一方面的特长，在特定的服务范围有自己独特的优势。

五是复合性，实用人才在未来工作岗位上要适应复杂多变的服务环境，满足多样化的服务要求，不同服务环境会有不同服务项目与内容，所以实用人才应是一个复合体，只要工作需要的都是应该掌握的，应该入乡随俗地掌握多种知识与技能。如现代医学与中医在工作理念上、工作程序以及专业技术上都存在着差别，但是乡村的卫生服务中有许多有效的土药方、土治疗法，从事农村卫生服务的临床医学专业毕业生也需要学习与掌握这些治疗技巧，不是简单运用在校学习的医学知识开展工作，而应适时地、因地制宜地适应工作、学习与生活环境。

2.1.4 医学实用人才

在文献查阅中没有检索到相关内容，在我国医学教育的人才培养方面，20 世纪 80 年代末期，曾经在一些省份存在着一类非医学学历教育的“医学实用人才”教育，此类教育属于培养基层卫生人才的成人教育或继续教育，培养对象多是来自农村的没有接受过学历教育的医务工作者，学习结束后颁发“实用人才结业证书”。当时的医学实用人才培养是基于我国广大农村地区医学人才匮乏，以及现有医务工作者专业水平过低或没有接受过正规医学教育的现实情况开展的，广大农村医务工作者有迫切接受医学教育的愿望，农村卫生服务水平也要求有专业教育背景的工作者，此类教育有很大实用性与现实意义。

但就医学实用人才的概念来说，此类医学实用人才并没有从理论上形成一个专门性的概念，主要是指又一类医学人才，区别于普通高等医学教育与成人高等医学教育形式下的医学人才，在没有《执业医师法》规范阶段，医学“实用人才”不仅满足基层卫生服务对医学人才的需要，同时也满足基层卫生人员接受医学高等教育的需要，此处的“实用”主要是满足实际应用，是相对于医学学历教育而言的。随着我国《执业医师法》的颁布，以及 2002 年 3 月我国教育部与卫生部联合颁布的《关于医药卫生类高职高专教育的若干意见》成人高等教育医学类专业停止招收非在职人员的规定，此类形式的教育便结束了。

本书研究的乡镇卫生院医学实用人才的概念应该从乡镇卫生院的功能定位、乡镇卫生院医生的岗位职责两方面进行界定，乡镇卫生院的功能定位是预防、基本医疗、保健、康复、健康教育与计划生育指导等“六位一体”基层卫生服务，乡镇卫生院医生的岗位职责分为三大类：

一是公共卫生服务，包括疾病控制、妇幼保健、健康教育、计划生育指导、突发事件处理等；二是基本医疗服务，包括急诊救治、家庭诊疗、门诊诊治、住院治疗等；三是公共卫生管理服务，包括区域的卫生事业和卫生保健规划、卫生信息管理等。因此，乡镇卫生院医学实用人才应该是掌握了能够履行岗位职责、满足农村基层卫生服务需求的医学专业知识与临床操作技能，具备了遵循农村风俗、尊重理解农民、愿意在农村服务的职业道德与职业精神，利用所掌握的知识与技能因地制宜地为农村人民群众做出应有贡献的卫生技术人员。

乡镇卫生院医学实用人才具备了前文所述的实用人才的基本特征，有时间性，不同时代的医学实用人才特征不一致，有时代的特殊要求与内容；服务范围有一定的区域性，不同区域的实用人才所需求的知识结构与技术结构也是不一样的，适合一个区域的人才不一定适用于另一区域；乡镇卫生院医学实用人才与城市医院的医生相比有层次之间的差别，因为服务对象与内容不同，所需要掌握的知识与能力也不同；不同专业的实用人才的内涵结构也是不一样的，与城市医生相比，乡镇卫生院医生需要掌握的医学知识与专业技术建立在农村卫生服务的基础上，具有明显的农村特征；乡镇卫生院医生在不同的卫生服务条件下，要面临复杂的卫生服务需求，不同区域有不同的风俗习惯与生活习惯，所以要求乡镇卫生院医生的知识、素质与能力能够适应不同情况。

本课题目的是借助乡镇卫生院医学实用人才内涵的研究成果，指导医学院校临床医学专业的人才培养，为乡镇卫生院培养出有实际应用价值的医生，以满足农村基层卫生服务的需求。

2.1.5 实用人才与应用型人才、乡镇卫生院实用人才与全科医师概念辨析

2.1.5.1 应用型人才与实用人才

概念界定的依据不同。应用型人才是依据社会劳动的分工确定的，不同性质的劳动由不同性质的劳动者完成，相对于学术型人才从事客观

规律研究而言，应用型人才运用原理与定律进行生产劳动；而实用人才则基于人才培养活动中人才内涵对理论研究与社会服务的适应性，指导人才培养如何适应生产劳动环境，如何满足社会服务的需求。实用人才与应用型人才不是按一个标准来界定的概念，实用性是人才的另一种属性；各种类型的人才都有其工作服务的社会适应性，应用型人才在工作服务中也会有不同的社会适应性，也有实用与不实用之分。

概念形成的目的不同。应用型人才与学术型人才的区分是因为，随着社会经济的发展与生产力水平的提高，社会生产劳动分工进一步细化，社会既需要科学理论研究方面的世界领军人物，也需要在生产一线从事技能操作、技术开发以及生产管理的人员，社会劳动分工导致不同的人才类型出现；实用人才概念的出现是因为我国高等教育人才培养数量巨大，却既不能培养出科研理论方面的大师级人物，也培养不出社会生产劳动一线需要的人才，人才培养目标千校一致，人才培养规格万人一面，实用人才类别的形成是为了解决社会各行业不同的人才需求，同一行业岗位不同，所需人才的内涵结构也是不同的；高校的人才培养应体现出不同的人才培养特色，以应对社会不同的岗位需求。

2.1.5.2 全科医生

全科医生又称为家庭医生（Family Physician），全科医疗工作的主要实施者，是以个人、家庭、社区为服务对象，提供可及性、综合性、持续性的卫生服务，主要是基层卫生服务“六位一体”职责与内容[29]。由于世界各国的民族文化、风俗习惯、医疗卫生服务体制不同，所以各国对全科医师的培养形式、功能定位与其基本职责具体内容也不相同[30-31]，但是基本作用方面有共同点：一是其是居民医疗卫生服务最初负责者；二是服务场所在农村家庭或社区门诊，以门诊的形式提供基本医疗保健服务；三是医疗保健服务具有综合性，不受疾病种类与患者的限制；四是其是社区居民医疗保健服务的协调者与顾问[32-33]。

2.1.5.3 全科医生与专科医生

一是功能定位不同。全科医生居民的健康守门人，为一定区域内的居民提供基本的医疗保健服务，是在社区内对危急重症患者进行初步诊疗的第一医疗卫生服务者；专科医生是针对特殊的病例或大病以及疑难杂症进行诊断治疗的，主要接受各级医疗机构常规技术不能处理的、涉及学科专业特征明显、医疗业务界限清晰、需要独特医疗技术的病例，是为患者提供专科性服务的医疗卫生人员。

二是服务方式不同。全科医生主动为全体居民提供连续性、整体性的医疗卫生服务，且更多的是主动上门提供服务，提供长期性的服务，并且需要建立长期家庭健康档案；而专科医生的服务对象多是转诊患者或是患者主动求诊，专科医生只为部分特殊患者提供专门的、特殊的医疗卫生服务，这种服务不为一般居民提供，也不是连续地、长期地提供服务。

三是服务对象不同。全科医生的服务对象是基层全体居民，包括健康人群、亚健康人群以及疾病患者等，而专科医生的服务对象是疾病患者，而且是全科医生或通科医生一般情况下不能处理的疾病患者。

四是医生知识结构不同。在现代医疗卫生服务体系中，全科医生是全科医疗服务的提供者，具有通科医生的作用，与全科医生相对的概念是专科医生，全科医生掌握多学科横向知识内容与技能水平比专科医生更强、涉及面更广，专科医生掌握某一专科知识与技能水平比全科医生更深入、更精专。

2.1.5.4 农村全科医生与乡镇卫生院实用人才

农村全科医生与实用人才都是服务于农村地区的卫生人才，二者是不同标准下形成的两个概念；二者存在着相互交叉的空间，是存在着联系的概念；同时二者也有各自相对独立的领域，有各自独特的概念内涵。

一是分类依据不同。农村全科医生是农村医疗卫生服务体系中处于基层的一级医疗卫生服务人员，为农村居民提供“六位一体”的基本卫生服务，服务内容与性质是相对于专科服务而言的，与农村全科医生相对应的概念是专科医生；乡镇卫生院实用人才的提法是指人才的内涵结构能够满足农村医疗卫生服务需求，不同级别的医生都有实用不实用之分，具体到乡镇卫生院的临床医生一定也有是否适合农村卫生服务需求之分，是否属于实用人才之分；农村全科医生中也有是否适合实际工作需要的差别，对于农村卫生服务需求来说也有是否实用之分。二者是有一定交叉区域的两个概念，不是相对的或重复的概念。

二是工作岗位的属性不同。农村全科医生服务所在的单位或部门一般是社区服务中心，或者乡镇卫生院的全科医疗科室；而乡镇卫生院实用人才工作单位或部门一般在乡镇卫生院的临床诊疗业务科室，可能是内科、外科、妇科或者儿科等。

三是服务对象的差别。全科医生是医疗卫生服务体系中的基层医疗卫生服务的提供者，是居民“健康的守门人”，服务对象是农村广大居民的健康人群、亚健康人群、疾病伤残康复治疗人群；而农村三级卫生服务体系中，乡镇卫生院实用人才负责农村居民的基本医疗服务工作，服务对象是疾病患者与疾病伤残康复治疗者等。

四是服务内容不同。全科医生的职责是基层卫生服务，服务的内容主要有基本医疗、健康教育、康复保健、疾病预防与计划生育等；乡镇卫生院实用人才属于农村基层医疗卫生机构的临床医生，为农村居民提供基本医疗服务，可能会根据农民的实际需要与工作条件，提供一些特色性的专科医疗服务，或者涉及祖国传统医学内容的医疗卫生服务。

2.1.6　人才培养模式

世界各个国家和地区由于经济水平、文化习俗以及政治因素不同，因此人才培养的研究不存在一个具体的、普遍适用的模式[34-37]。在各类研究中，不论是从高等教育纯理论角度还是从高等教育改革实践角度出发，人才培养的概念内涵、构成要素以及相互之间的关系都是关注的重点，而通过教育教学工作的改革探寻人才培养的规律是很有效的思路，是国内许多高等院校进行教育教学改革的重要特征。人才培养的研究前提是理清定义概念与构成要素。

文育林（1983）在《改革人才培养模式，按学科设置专业》一文中最早提出“人才培养模式”一词，他在高等工程人才培养改革研究中提到了“人才培养模式”，但仅仅是在论文中简单地提到了人才培养模式一词，并没有提出“人才培养模式”的概念、内涵与构成要素等。

曾冬梅等认为“人才培养模式是学校在人才培养过程中构建的学生知识、能力与素质结构，以及为实现这种人才内涵结构所采用的方式”[38]。她认为构成要素主要有人才培养目标、培养规格和培养方式等，体现了高等教育对个体人才结构内涵的要求，同时也强调了人才内涵以及达到培养目的的方式。

龚怡祖认为“人才培养模式是指在特定的教育思想和教育理论的指导下，为实现特定的人才培养目标，由高等教育机构所采取的教育教学活动组织方式，以及教育教学活动的运行方式”[39]。这种观点强调了人才培养模式中的教学活动组织与运行，更具有实际操作性，概念内涵更为明确。

国家教育部在《关于深化教学改革，培养适应21世纪需要的高质量人才的意见》（教高〔1998〕2号）中提出“人才培养模式是学校为学生构建的知识、能力、素质结构，以及实现这种结构的方式，它从根本上规定了人才特征并集中地体现了教育思想和教育观念”。这种观点与黄国勋的看法很接近，都强调了人才结构内涵以及获取特定结构的方式。

在上述人才培养模式的表述中，共同的认识是在人才培养模式中教育思想与教育理论的功能与作用，不同的认识主要体现在两个方面：一方面是人才培养模式的构成要素及其作用，在不同的管理高度与研究层面上有差异性，从国家教育行政管理系统层面上来讲，重视的是人才培养目标的规格与标准，强调人才对社会行业的适应性以及社会行业对人才的满意度；从高等教育的层面上来讲，注重的是人才培养过程中的教育教学活动组织形式与运行方式；从高等院校的人才培养专业层面上来讲，重视的是具体的教学方法、教学方式、教育资源、课程体系、教学管理以及教育环境。不同的层面因为业务范围与对问题认识的不同，侧重点与关注点也不同，所以对人才培养模式的界定会存在差别。另一方面是人才培养模式自身的差异性，在人才培养目标上，是强调统一的人才培养目标，还是强调针对不同的人才个体结构而因材施教；在人才培养模式属性上，是认为人才培养是一种静态的属性，还是认为人才培养是一种动态的过程；在人才培养模式的外延上，是认同人才培养涵盖了整个教育过程各方面各个环节，还是仅仅限于“学校的教学活动”。

笔者认为，从功能定位上，人才培养模式的内涵不能定位太低或过高，如果定位太低，仅限于具体的教学过程，那就限制了人才培养模式的功能，但是那种泛化地把范围扩大到包括高等院校人才培养的各个层面与各个环节的主张[40]，也不适用于人才培养，因为毕竟高等院校的人才培养过程中，一些管理活动与人才培养没有直接的关系，如果强行去覆盖，不仅会影响这种管理活动，也会将人才培养模式的作用定义得过于宽泛，失去真正的指导作用；从属性上，人才培养模式是“动”的教育过程与“静”的教育结构的有机结合，既有动态的灵活又有静态的规范，处于动态中的平衡状态。因此，人才培养模式的各种要素有机结合起来，形成相互联系、相互作用、相互支持的统一体，培养目标是核心，可以统筹其他各要素。

2.2 KAQ 模式理论

KAQ 模式是指在人才培养的过程中，由知识（Knowledge）、能力（Ability）、素质（Quality）三要素构建人才内涵结构，学校教育活动围绕三要素开展，三要素相互支持、相辅相成，任何一个要素都不是孤立存在的，任何一个要素都不可或缺。最早提出知识、能力、素质为人才内涵关键要素的学者是浙江大学校长潘云鹤先生，他认为三要素在人才培养中处于不同层面，三个要素同样重要，三者之间密切联系、不可分割，共同组成了人才内涵结构。

2.2.1 知识的概念与分类

目前对知识概念有一个基本共识，一般认为知识是人类在长期的社会生产劳动实践过程中所获得的对客观世界的认识和生产劳动经验的总结与概括。知识概念的研究大致分为两种：一是从哲学角度，以《中国大百科全书》为代表，即“知识是客观事物的属性与联系的反映，是客观世界在人脑中的主观印象”，这种哲学视角表述侧重于人们主观上的映像；二是从心理学角度，强调从认知特点来界定“知识”的概念，即个体通过与环境相互作用后，获得的信息及其组织。心理学角度的认识体现了知识的后天获得性，是人们经验认识的结果，也是主体与客体相互作用的结果，强调了结果产生的相互性；再者是强调知识获取的过程，既包含了客观信息的获得，也包含了主体内在的认知结构的变化。

1966 年，美国俄亥俄州立大学教授陶尔士（Towers）、陆克斯（Lux）和雷（Ray）等受 Maccia 系统化知识理论的影响，将知识分为描述性的知识、规范性的知识、实践性的知识与形式性的知识四大类。

描述性的知识（ Deive Knowledge ），又称为陈述性知识，是描述现象或事件的知识，这类知识主要说明“是什么”“为什么”“怎么样”等问题，教育学中的自然科学与社会科学知识就属于陈述性知识或描述性知识，主要有符号、概念与命题三种不同的形式。符号是代表一定事物的符号，比如说英语单词；概念是对事物本质特征的反映，常常以名词的形式进行表达；命题是描述不同事物之间的关系，属于最复杂的描述性知识，命题一般情况下可分为非概括性命题和概括性命题。

规范性的知识（Preive Knowledge）是判断现象或事物适应性与契

合性，以及善恶、美丑、好坏的知识。规范性知识主要是用来规范人们的价值观判断、道德观念与理想信念追求的知识，日常生活中人们所接触的文学、哲学、音乐与美术等有一定规范性的知识即属于规范性的知识。

实践性的知识（Praxiological Knowledge）是指对现象或事物采取合适的、恰当的行动与实践的知识，主要是在社会生活与生产劳动中处理事务所应用的有效的操作步骤与操作程序等知识，具有代表性的是高等职业教育所传授的职业技术教育知识。

形式性的知识（Formal Knowledge）指所有具有知识属性的知识，如语言、数学等。

还有当代著名的课程理论与教育研究专家安德森（Anderson L. W.）以及研制教育目标分类专家克拉斯沃（Krathwohl D. R.）在研究教育目标分类时，从具体到抽象把知识分为四个类别，即事实性知识、概念性知识、程序性知识、元认知知识等。

2.2.2 能力的概念与分类

《辞海》对能力的解释是“成功地完成某种活动所必需的个性心理特征，人的各种能力是在素质的基础上在后天学习、生活和社会时间中形成和发展起来的”；《现代汉语词典》对能力的解释是“能胜任某项工作或任务的主观条件”；教育学上的概念是“能力是顺利地完成某种任务或活动所必需的内在条件的综合，是影响活动效果的基本因素”；《心理学大辞典》对能力的解释是“使人能成功完成某种活动所需的个人心理特征或人格特质。不是与生俱来的，而是在人的遗传素质的基础上，在实践活动中逐渐形成和发展起来的”。上述几种对能力的解释基本上都是侧重于主观认识或个体内在特征，或者泛泛地表述为本领。

笔者认为，能力是个体内在心理特征与外在行为表现的综合体，所以能力的概念就是：为了实现特定的目标，个体完成某项活动所采取的必要的行为方式和所具备的必要的心理特征。然而并不是说完成一项活动过程中表现出来的所有心理特征都是能力，因为在完成某项活动过程中表现出来的心理特征有很多，能力仅指那些比较稳定并且能够影响完成活动效果、效率的特征。能力是通过社会活动表现出来的，没有社会活动也就无法考究能力，能力也是通过不断地参加社会活动而逐渐培养出来并得到提高的。

一般认为人的能力是由许多不同基本能力构成的，按能力的功能作用、活动范围与活动的性质可分为不同的类别[41]。

按所具备的功能与作用，能力可划分为认知能力、操作能力和社交能力。认知能力是指人脑获取信息、整理信息、甄别提炼以及储存提取信息的能力，也就是日常生活中人们通常所说的智力；操作能力是指人们为完成某项活动，操纵自己肢体做出必要动作的能力；社交能力是指人们在社会交往活动中所表现出来的综合能力。在活动中，认知能力和操作能力二者是不能分开的，认知能力中必有操作能力，操作能力中也必然存在着认知能力。

按活动范围来分，人们把能力分为两种，即一般能力和特殊能力。一般能力是个体从事多种社会活动所必须具备的操作技能与基本认知特征的有机结合，所以一般能力还可分为操作能力与认知能力；而特殊能力，也是平常人们所熟悉的专门能力，是某一行业或某一领域内所要求的必需能力，具有行业特色。一般能力和特殊能力存在有机联系，在实际中，二者辩证统一，相互渗透、相互转化；一般能力寓于特殊能力之中，通过特殊能力得到具体的表现；特殊能力是在一般能力的基础上获得充分发展的，是一般能力在专业领域内的延伸或拓展，以一般能力为基础。

按照参与活动的性质，能力又可划分为模仿能力和创造能力。模仿能力是指仿照别人的语言表达、行为举止等的能力，主要是指导学习别人已有的、现成的心理或行为特征。创造能力是按照一定的目标，利用现有的条件，创造出与众不同，并且具有社会使用价值的新产品的能力。模仿能力和创造能力相互联系，创造能力是在模仿能力的基础上发展起来的，在活动中，创造能力和模仿能力是相互渗透的。

笔者认为，能力的类别应结合工作需要的实际情况确定，在人才培养方面，能力是重要因素之一，能力的分类不能过于粗略，以免对人才培养失去具体的指导意义，但是也不能过细，分类过细则可能导致内容界定上的困难。因此，能力分类应放在人才内涵层面来分析，结合与知识、素质两要素的关系，把能力分为认知能力、操作能力和社交能力等，放在人才培养中进行分析比较符合研究的需要。

2.2.3 素质的概念与分类

《辞海》中对素质的解释是“人或物在某些方面的本来特点和原有基础。在心理学上，指人的先天解剖生理特点，主要是感觉器官和神经系统方面的特点，是人的心理发展的生理条件”；《中国大百科全书》中认为“素质是能力的自然前提，人的神经系统以及感觉器官、运动器官的生理结构和功能特点”；《心理学大辞典》认为“素质一般指有机体天生具有的某些解剖和生理的特性，以及感觉和运动器官的特性，是能力发展的自然前提和基础”。广义上素质是指在人们先天基础上，在人成长的各个阶段接受各类教育与培养，从而形成个人稳定的、综合的、相对固定的一种心理特征，也就是人们所说的素养；狭义上素质是指生理学和心理学意义上的概念，也就是指遗传素质，具有先天的属性。

对素质概念解释的差异，主要是因为不同领域的研究者是根据不同目的、不同出发点界定的，但共同点是素质以人的生理和心理特征为基础，以生理与心理的自然属性为前提，反映个体内在的、本质的品行和心理特征。目前对素质普遍较认可的特征：一是在先天的基础上通过各类教育而养成；二是素质的形成离不开个人的努力；三是素质具有相对稳定性。

根据不同的内容、不同的层次以及不同的依据，素质可以划分出很多类别。有学者[42]根据人的自然属性、社会属性和人的实践本质，将素质分为自然素质、社会素质和专业素质三个层次。自然素质就是与生俱来的生理素质，这是人身心发展的物质基础；社会素质是人们经过后天学习与社会实践活动而形成的素质，在一定程度反映了社会的发展程度和现代化程度；专业素质指人在社会生产劳动中表现出来的专业规范性与水准，主要包括实现目标所必需的职业道德、专业技能、创新能力，以及岗位应变与适应能力等。各种素质有机地结合在一起，相互渗透、密不可分，如社会素质是以自然素质为基础的，社会素质的形成必然受其影响，同样地，自然素质也受社会素质的制约，生存于社会的人必然受社会的影响，其他心理与生理方面也必定受社会的影响，所以三类素质相互依存、相互影响。

笔者认为，个体素质既受先天遗传的影响，也受后天教育活动与社会实践活动的影响，还受个体感受认知的影响，所以在个体素质形成的过程中，个体生理、心理、社会等因素相互交织在一起难以断然分开，但是为了研究的需要，也为了在人才培养过程中能够明确地培养个体素质，需要根据教育规律把各种素质区分开，形成相对独立的概念，人才培养过程中应该考虑的素质可分为四大类，分别是生理素质、心理素质、品德素质以及专业素质。考虑到生理情况受先天遗传影响最大，后期影响相对较小，所以人才培养的主要关注点应在心理素质、品德素质与专业素质上。

2.2.4 知识、能力与素质之间的关系

知识、能力、素质之间是相互依赖的统一体，知识是人类认识世界和改造世界的经验总结，素质包括一个人的思想素质、道德素质、心理素质以及审美观念等，能力是知识与素质的外在表现，知识是能力与素质的基础与载体，能力是在知识的基础上形成与发展而来的，素质是在知识与能力的基础上升华与内化而来的。

2.2.4.1 知识与能力的关系

掌握知识是能力发展的前提条件与基础。没有知识作为基础的能力是低层次的能力，甚至可以说是一种本能，不能够成为高水平的能力；知识可以在很短的时间内被理解、掌握，但是能力的培养却是一个相对较长的过程，知识的掌握比能力的培养更容易些，但是知识量太多，而人才培养的时间是有限的，所以传授知识要有一定的选择，更重要的是要让学习者掌握知识之外的本领，也就是“授人以鱼，不如授人以渔”。

能力发展是掌握知识的主要目标之一，人的能力发展水平高低，通常影响掌握知识的速度快慢、质量的高低等。能力强的人掌握、运用知识消耗时间与能量较少，反之，则消耗的能量与时间较多。在知识以几何量级增长的今天，知识的掌握已没有能力的培养重要，把能力的培养贯穿于知识传授过程中是必要的选择。

2.2.4.2 能力与素质的关系

素质是一个人生存于社会的基本条件，能力的发展是以个体先天素质为基础的，能力建立在素质基础之上，但又是素质的外在表现。素质本身不是能力，但是素质为能力的发展提供可能性，能力形成与发展还受一定的社会环境影响，特别是受教育和社会实践活动的影响。高素质是提高能力的基本条件，而能力的形成与发展，又反过来促进素质的形成和提高。

2.2.4.3 知识与素质的关系

知识是素质形成的物质基础，如果没有知识，那素质一定是低下的。社会的每一个时代都积累了大量的经验性知识，专业或行业的知识，专门的技能知识及道德规范、行为准则和价值观念等社会知识；人是有社会属性的，人的素质形成必定受社会环境各种因素的影响，文化知识对素质的形成有着决定性作用。个人知识会随着个体的消亡而消失，但是社会知识却可以一代又一代地传承下去，从而影响着每一个时代人的整体素质。

虽然知识是素质的基础，但是素质并不是知识简单的堆积，只有学习知识、掌握知识，再经过充分理解与消化吸收，使其真正融入体内成为自身的一部分，才能使知识成为素质的基础和原材料。只有当个人知识积累到一定程度并内化为自身的一部分时，才能成为个体素质，即表现为个体的世界观、价值观、思维模式、行为方式等。所以，长期积累的个体素质可以代代相传。

知识、能力与素质三者息息相关、不可分割。人们掌握的知识越多越好，只有将掌握的知识恰当地运用于社会实践活动中，才能够体现出一个人能力的大小，然而更重要的是，只有将个人的能力发挥在正确的方向、正确的地方，才能体现一个人素质的高低。所以说，知识就是推动人类社会发展进步的发动机燃料，是人类社会的精神文明与物质文明发展的基本物质基础；能力的发挥是知识功能的外在体现，能力可以把知识的作用发挥得淋漓尽致，能力是把知识燃料转化为机械动能的发动机，推动着社会这台大机器前进；素质是保证人类社会朝正确方向发展进步的方向盘，可以指导能力在正确的事情上发挥作用，保证知识转化为能力时，成为推动人类社会发展的正能量。

2.3　国内外医学教育标准

2.3.1　《全球医学教育最低基本要求》

随着经济全球化发展，人口流动的全球化成为现实，人类疾病的产生发展与诊断治疗必然呈现国际化的趋势，医疗卫生服务的国际交流也日益增多。但是，现在世界各地经济发展水平不一，医学教育水平相差巨大，不同医学教育体制培养出的医生综合素质更是不可同日而语，不同民族文化与风俗习惯导致医学具有了各国的特色，不同社会医疗环境造成医生的价值观、职业素养与道德水准的不同，科学技术发展冲击着老的传统观念，新的伦理观念与秩序正在形成，世界各地医学教育课程体系内容相差很大，医疗卫生服务已经出现全球化的趋势，而上述的医学教育与医疗环境的确存在巨大的差异，为了满足国际医学研究与卫生服务的交流与合作，为各地医学院校人才培养提供理论指导与支持，建立国际医疗卫生标准已经成为重要课题。

国际医学教育专门委员会（Institute for International Medical Education，IIME）经过多年的调查研究，综合分析世界各国的地理差异、经济水平、受教育程度、卫生服务情况等，在充分论证的基础上，制定并公布了《全球医学教育最低基本要求》（GMER），GMER 主要是针对“医学知识、临床技能、职业态度、行为和职业道德”基本素质的要求。由于世界各国都有独特的医学教育体系、课程设置与教学计划，所以 GMER 只是对医学课程中的核心部分提出了最基本的一些要求，具体分为七大块内容，分别是知识、技能、基础医学、临床经验、行为、职业价值和伦理价值等，该委员会将基本要求分为七个宏观的教学结果和能力领域（见图 2－1）。

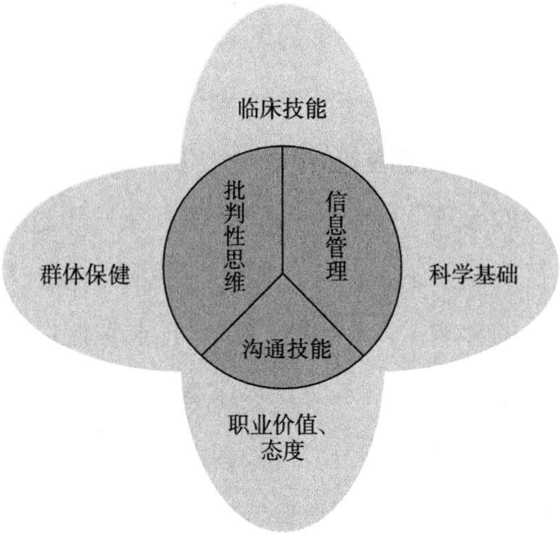

图 2－1 《全球医学教育最低基本要求》的七大领域结构

GMER 对医生的敬业精神、从业所需要的社会科学知识、业务要求的信息管理能力以及卫生保健等做了强调，不论具体的教学方法与教学方式如何，最基本的要求应该是一致的；此外，该委员会提出医学院校毕业生能力结构（见图 2 - 2）。

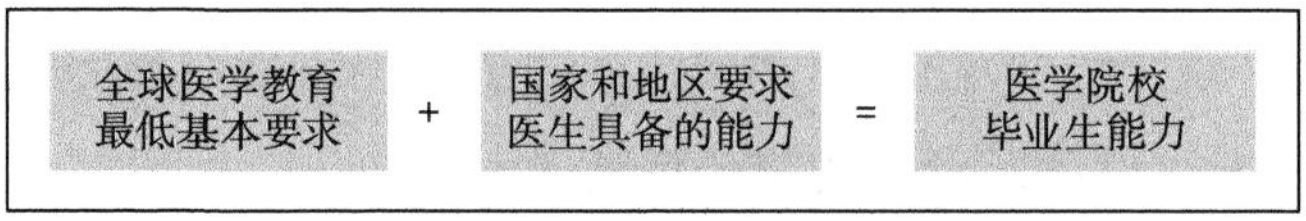

图 2 - 2　医学院校毕业生能力结构

2.3.1.1　职业价值观、态度、行为和伦理项目的具体要求

主要内容有医学职业的基本要素的认识，如职业道德规范、相关法律等；职业价值观，追求卓越、责任心、同情心等；理解患者、患者家庭，尊重患者信仰、文化等；保证患者的利益；自我调整能力，包括个人知识与能力；认识提供临终关怀、缓解症状的道德责任；能计划、处理自己的时间和活动，适应各种突发情况等。基本要求中把敬业精神与伦理行为作为医疗实践的核心部分，主要是对医生认可的共同价值观给予承诺，以及建立并强化这些价值观。

2.3.1.2　医学科学基础知识的具体要求

要求掌握的内容主要有人体正常结构与功能；疾病状态下机体功能与结构的变化；影响机体健康与导致疾病的因素，以及各因素间相互作用；机体平衡维持的原理与机制；疾病病因以及发展过程；临床用药的原理与用法；流行病学知识；医疗保健的相关措施等；人类生命周期对个人、家庭和社会的影响。9 条标准一方面要求掌握医学基础知识，为专业课的学习打下基础；另一方面要求掌握卫生服务过程的各种原则，能够因地制宜地采取适当措施。

2.3.1.3　交流与沟通技能方面的具体要求

主要内容有注意倾听，能够收集与理解信息内容；会运用沟通技巧，与患者及其家属、同事、社区以及各种新闻媒体交流；强调工作中的团结协作能力，以便能够与同事相互学习、相互补充；培养人的态度与能力；综合的口头表达能力与书写能力；等等。医生的交流沟通能力作为一条主要的项目，强调了医生对环境适应的重要性，也是“以患者为中心”原则的一个重要体现。

2.3.1.4 临床技能项目的具体要求

要求医生能够及时、有效地诊断和处理病例。具体内容主要有能够采集病史及相关资料；进行体格和精神状态检查；对获得的观察结果与检查的数据信息能够进行分析和解释；通过临床思维确立诊断和制定治疗方案；紧急情况和病例的处理；评价保健与健康问题；合理地调配各种医疗资源；新知识与技能的获取能力；等等。

2.3.1.5 群体健康和卫生系统方面的具体要求

主要是要求医学毕业生认识自身在保护和促进人类健康中的功能与职责，以及了解卫生系统内的组织原则、卫生组织管理、卫生法律以及卫生系统内立法的经济与社会基础等相关知识；掌握疾病与危害等预防及控制；国内外慢性病的发展趋势；贸易、环境、经济发展与人口迁移等社会因素对健康的影响等；健康促进中社会各方的职责与配合；卫生系统内有效的管理原则，及对政策、组织、筹资、成本控制等各基本要素的了解；对国家、地区和当地卫生资源的合理调配与运用能力。

2.3.1.6 信息管理项目的具体要求

要求医学毕业生有利用网络技术查寻信息的技术与能力；能够在医疗卫生工作中运用信息技术去解决问题。主要内容有利用各类数据库进行信息的检索、收集、整理与分析等；运用医学信息与通信技术，进行疾病的诊断、治疗与预防等。

信息管理内容说明了医学信息对医疗卫生服务实践与卫生系统管理的重要性，以及现代网络技术与信息管理技术对医学研究与医疗卫生服务的推动作用。

2.3.1.7 批判性思维和研究项目的具体要求

主要是要求有评价知识、技术和信息的必备能力及科学思维能力等；有分析批判的精神、怀疑思维习惯与创造精神；主动寻求信息，从多种信息中确定有效信息，并科学地思考问题、解决问题；有强烈的求知欲望。

基本标准要求医学毕业生能够在不同环境中领会和关注患者的适应性，并能够提供最佳服务；能够把损伤和疾病的治疗与卫生保健、疾病预防相结合，综合考虑问题；有团队精神，有一定组织领导能力；客观评价自身不足之处，主动学习，不断完善；适应疾病谱的变化、医学信息技术水平的提高，适应卫生组织体系的变化，因地制宜地发挥作用。上述要求适用于医学人才个体的评价，对毕业生个体要求既全面又细致，符合现代医学模式的要求。因此，乡镇卫生院医学实用人才内涵分析与指标体系的构建，框架上以此标准的七大块内容为依据，具体指标设置上可以参照要求的具体内容。

2.3.2 《中国本科医学教育标准》

2.3.2.1 我国医学教育标准的依据

世界医学教育联合会（World Federation for Medical Education, WFME）组织专家历经3年，经过世界范围内广泛的意见征求，并进行多轮高层次的专家研究与讨论，最终于2001年6月公布了《本科医学教育全球标准》；在此基础上，世界卫生组织“西太区”于2001年7月出版了《本科医学教育质量保证指南》；在国际医学教育标准相继出台的前提下，我国的医学教育也需要有标准化的要求，不仅可以与国际医学教育接轨，最重要的是使国内医学教育有依据，有可以衡量的尺度，可以评价国内医学教育水平、毕业生质量，还可以作为导向性文件，指导国内的医学教育，2002年，我国教育部参考国际医学教育相关标准，经过专家的研讨，出台了医学教育标准《中国本科医学教育标准》，并以此标准为基础制定医学教育专业认证制度。

2.3.2.2 对医学毕业生的基本要求

《中国本科医学教育标准》提出了本科教育是基础，是医学教育初级阶段，其最重要的工作是对医学生进行“三基”教育，让学生学习卫生保健知识，培养学生掌握一定的临床技能，为日后的临床医疗服务工作或基础医学研究工作打下坚实的基础；而临床医疗服务工作则需要临床医学毕业生毕业后继续接受医学教育，加上长期的岗位技能培训以及工作实践，逐渐成为一名合格的医疗卫生工作者。《中国本科医学教育标准》的适用对象是临床医学专业本科生，对临床医学专业的人才培养工作的基本条件提出了基本要求，从临床医学专业人才培养角度，规范了医学本科院校的基本办学要求，以及临床医学专业毕业生应达到的最低要求，共包括教育宗旨、教育计划、教育资源以及科学研究等46个项目；医学毕业生应具有的思想道德水准、医学职业素质，以及一定知识与技能等35项要求。

思想道德与职业素质目标的基本要求，主要包括正确的世界观、人生观、价值观，以及爱国主义与集体主义观念，正确的人生目标；对生命、患者的正确态度，医生的职业道德与职业责任；正确的学习理念，积极向上的学习态度，优良的学习品质；重视交流沟通能力的培养，包括与患者、与同事以及工作生活中所接触的人之间的交流；从心理上尊重患者，尊重患者的隐私、人格及信仰，理解不同的文化价值观；维护患者的利益与尊严；有团队精神，尊重同事；树立正确的法律观念，依法守法；在疾病的诊疗过程中注重先进技术与综合手段的运用，努力解除患者的痛苦，使有限的医疗资源发挥最大的效用；具有科学态度以及创新与批判的精神。

知识目标共有8项要求，主要包括需要掌握与医学相关的自然科学、行为科学与社会科学知识；要求医学生掌握机体正常状态下的结构与功能，疾病状态下各系统、器官形态与功能的变化规律；掌握人体在生命周期的各个阶段常见病的病因、机理、临床症状以及诊疗原则；掌握临床用药的药理知识、用法等；掌握妇科、儿科诊疗手段，以及健康保健与计划生育的知识；掌握康复治疗、临终关怀的有关知识；掌握传染病的预防控制、诊断治疗；了解中国传统的中医学知识或民族医学的基本特征。

技能目标共有13项要求，主要包括病史的采集能力；进行体格检查与精神检查的能力，以及正确书写病历的能力；临床思维能力与表达能力；常见病、多发病的诊断处理能力；一般性急诊患者的诊断与处置能力；掌握临床治疗行为与诊断手段的基本原则；运用循证医学原理，处理疾病的能力；从事基层医疗卫生服务的能力；与患者及家属交流沟通的能力；具备与同事及其他从业人员交流的能力；利用网络信息、图书资料获取各类知识的能力；疾病预防、保健康复、健康教育等能力；有自主学习的能力与习惯。

《中国本科医学教育标准》是各医学院校制订教育计划的基础，也是医学院校建设的重要参照依据。该标准没有给出具体的教学计划、教学方法与核心课程，也没有提出具体的、硬性规定的要求，而是指明了国际医学教育改革发展的大趋势与总的方向，为各地医学院校根据自身实际情况，制定适合的人才培养目标、合理的教育培养计划以及评价标准体系与机制，留出了足够的空间，以便开展富有特色的人才培养工作。

2.3.3 《全球医学教育最低基本要求》与《中国本科医学教育标准》的比较

2.3.3.1 制定目标不同

《全球医学教育最低基本要求》是在各国医疗资源配置相差较大，医学教育水平与医学科研水平参差不齐，对医学资金投入差别巨大，医疗环境复杂不一，医生职业素质与职业道德标准不同，对新技术、新设备的应用及由此产生的伦理观念不同，以及适应性、接受程度存在差别等情况下，由专家组研究得出的，一是为了全球医学教育在人才培养质量上，统一最基本的标准；二是为了在各国具体情况的差异也导致了各地医疗卫生服务人员思想修养、技术水平与医学知识等差异化的情况下，促进全球性医疗服务与国际医学研究的交流；三是为了保证世界各地的医疗卫生人员都能够很好地履行自己的职责，为人们提供高质量、高水平的医疗卫生服务。

《中国本科医学教育标准》是在国际医学教育走向规范发展的背景下，借鉴医学教育已有的成果与经验，研究制定的。一是为了适应世界医学教育发展的需求，规范我国的医学本科教育，这不仅是学科专业发展的内在要求，也是医学教育与科学研究国际化交流的需要；二是国内医学教育形式多样、培养水平不一，而该标准则提出最基本的、统一的明确要求，目的是使毕业生的人才培养质量有基本保证；三是其为医学院校办学的行动指南，各医学院校在办学过程中，教育计划的制订、教育评价机制的建立、学科专业规划以及资源配置都没有最基本的政策性要求，该标准的提出起到督促与监督的作用，并留出足够的空间，保证各院校能够依据自身条件，在满足基本要求的情况下，发挥各自优势，营造出办学特色。

2.3.3.2 内容结构不同

《全球医学教育最低基本要求》把医学生的敬业精神、职业道德、思维能力、医学知识、临床技能与职业综合素质等放到重要的位置，强调的是医学人才的个体结构内容；仅就人才结构内涵提出全面、具体的最低要求，没有涉及医学教育人才培养的其他方面。

《中国本科医学教育标准》是从两部分来进行规定的，即人才培养的要求与医学院校的办学基本要求，是对医学教育的全过程基本要求进行阐述，是对医学院校办学行为的基本要求；没有对各个项目做硬性的指标规定，只是对各个方面与各个环节提出了宏观上的要求，以便各高校根据自身实情，在人才培养过程中相机采取合适的措施，对人才培养的要求总共分为三大块内容、35 个标准。

2.3.3.3　人才培养侧重点与精细度不同

二者对人才培养的要求在医学知识、基础操作与临床技能、综合素质等方面大致相同。《全球医学教育最低基本要求》在人才培养方面分为七个领域，提出 59 条基本要求；《中国本科医学教育标准》则主要在三个方面 33 个项目上提出了毕业生应达到的基本要求。从条目与关注点来看，《全球医学教育最低基本要求》对医学毕业生的培养细节关注更多，而《中国本科医学教育标准》没有对一些要求做出更加具体的表述。

在思想品德与职业素养上，《全球医学教育最低基本要求》中，将医生的敬业精神、价值观、职业责任上升到了最高层次，要求医生重视文化差异、尊重宗教信仰、尊重理解患者及家属；要求医生具有对患者高度负责的品质，如追求卓越、利他以及同情心等；还提出了医生的基本品质，如做人应具备的诚实、正直和严谨等。这样的要求不仅把价值观、职业观与人生观的具体要求结合起来，又把医生的思想品德与职业素养的形成提升到了人生境界培养的层次，既体现医生思想修养的重要性，又不显得基本要求空洞无物。《中国本科医学教育标准》对医生提出了一些要求，如“珍视生命，关爱病人”“尊重病人隐私与信仰”“将预防疾病、驱除病痛作为自己的终身责任”等，但是没有一些核心的理念做支撑。医生在日常工作中表现出的崇高人文精神与精湛医疗技术等综合素质，不仅是患者与患者家属需要的，更是医生的一种生命体验与人生感受，这是医患双方共同的利益所在。

在知识目标方面，双方强调人体正常状态下的结构与功能、疾病状态下结构与功能的变化，强调疾病的因素与发病机理，社会因素与机体相互影响的作用，以及传染病的基本规律等。《全球医学教育最低基本要求》还强调了卫生管理，强调运用生化、药物、心理、社会和其他合理的综合措施治疗疾病，强调了人类生命周期中的特点对个人、家庭与社会的影响，给出了医生应给予患者理解与关怀的科学依据。《中国本科医学教育标准》强调了掌握全科医学知识，以及妇科、产科疾病处理原则与计划生育的知识等，强调掌握中医或民族医学诊疗方法技巧等。

在技能目标方面，《全球医学教育最低基本要求》明确地从沟通技能与临床技能两块内容表述，特别是对沟通技能做了详细论述，一方面是在信息技能上要求医生具备信息搜集整理能力，能够利用现代化的工具，同时也应具备信息综合运用能力，如病历书写能力与病案保管能力；另一方面对沟通交流做了全面要求，一是医生与患者及其家属的合理、正常、合适的交流，不仅可以消除发生误解的可能，以降低医患纠纷的概率，还可通过与患者及其家属充分交流建立充分的信任关系，多途径、多方式地促进疾病治疗与功能恢复；二是医生与同事及各类医疗卫生人员间的业务交流，可以很好地发挥团队协作能力，有利于业务水平的提高；三是医生与外界的社会卫生部门及公众媒体间的交流，要求医生不仅会治疗疾病、解除病痛，还应能够有效地与同事、教师、社区以及团队成员进行交流。《中国本科医学教育标准》在沟通交流方面要求医生拥有与患者及其家属、护士及其他医疗从业人员的交流能力，没有明确地、系统地提出更详细的要求；在技能方面更多体现为临床技能方面的要求，要求根据具体情况选择合适的临床医疗技术与诊疗手段，没有明确提出对人力资源、各种诊断性干预、医疗设备与卫生保健设施的合理使用等。

2.3.4 国外基层卫生人才培养状况

在卫生技术人才培养方面，各个国家都有自己的成功经验与失败教训，随着国际交流与合作日益增多，国际医学教育研究者都积极地交流、相互合作，努力探索符合时代要求、满足社会需要的卫生人才培养机制，研究社会需要的卫生人才究竟应具备什么样的内涵结构，政府、社会、医疗卫生机构与高等医学院校究竟应该做什么，才能够培养出满足社会需求的卫生人才；但是因为国家之间的卫生服务体系、卫生行政管理体制、医学教育机制与体系、人才培养方式以及医疗卫生人才从业程序各不相同[43-44]，适合一个国家的人才培养模式不一定适合另一个国家，一个国家宏观上的人才结构与微观上的人才结构不一定适合另一个国家，所以我们需要从一个国家人才培养的过程中发现人才培养的基本规律，结合我国的实情来研究我们自己的人才培养模式，探讨适合国情的人才内涵。国家之间的医学高等教育体制与教育理念不同，对人才培养的理解和看法也有很大的差别，国外文献中大多是将人才培养结合在高等教育教学中进行研究与探讨的[45]，几乎没有专门对卫生人才培养的直接的研究，或者说没有见到更具体的表述。

2.3.4.1 澳大利亚的医学人才培养

澳大利亚的医学教育强调学生知识、能力与素质的培养，在医学教育内容上，以疾病预防、促进健康、治疗与保健康复为主；在基本素质上，注重对医学生独立自主与勇于创新精神的培养；注重医学生的人性素质培养，把对学生的人性化素质教育与综合性教育融入教学方式、课程设置、教学内容等各个环节中去；将人才培养过程分为基础学科学习、辅助临床学科学习、临床实习三个阶段，学习时间为六年；在培养理念上，强调学生的综合能力培养，不仅注重学生对医学专业知识的学习，还强调学生对人文社会科学知识的学习，把知识、能力与素质作为人才培养模式中重要的核心要素；在实践教学上，强调早接触临床，二年级时每周安排一天的临床实践，熟悉医院的基本诊疗程序、病史的询问与病历书写规则等，三年级时每周安排两个下午到医院，主要是进行临床实践，练习写病历，以及给患者做身体检查，让学生熟悉临床疾病诊断中医学基础知识与临床知识的运用，并对疾病进行初步的处理，四年级时仅有5周在校理论学习时间，其余36周在医院实习，五年级时3周在校理论学习，8周的社会实践，还要进行内科、外科、急诊科、监护以及医学实习等30周的综合实习；六年级时学校不再管理学生学习，学生经过一年轮转实习过程，便可以获得执业资格证书。

澳大利亚基层卫生人才培养以医生职责与服务内容的需要为导向[46-48]。Gemeah H. H. 等认为，对于基层医生的培养，除保证必要的基础医学知识与基本技能之外，预防保健、健康指导、家庭成员保健服务等基层卫生服务相关知识是重点，特别要努力培养基层医生的团结协作能力以及培养基层医生的团队精神；强调对医生的考核应采取综合考试的方式，考核内容围绕全科医疗必需的临床医学知识和技能、交流能力、综合分析能力等内容开展。

2.3.4.2 美国医学人才培养特征[49-50]

美国对医学教育十分重视，学生只有本科毕业，并且在大学阶段修完规定的生命科学课程后，才能够申请获得医学学习的资格，并且全美每年医学招生量很小，是典型的精英型教育。医学教育的学制为4年，分为基础课与临床课两个课程模块。整个教育过程强调岗位胜任力[51-53]，特别注重学生动手能力的培养，以及学生团队协作精神的培养；在后期的临床教学过程中，极其重视培养学生临床工作的判断与决策能力，以减少临床差错；为了克服病材少与病人少的难题，推行标准患者制度，鼓励采用模拟患者等。在教学内容与教学形式上，前两年的理论课期间，每周一次临床实践课，教学多以讲座、小组讨论形式开展，学习内容以医疗知识、疾病防治、伦理知识为主，并且让学生学习与患者交流沟通的技巧等内容；最后两年中临床课占了80%的比例，学习地点主要在医院，学习如何照顾患者，观察病情变化，总结疾病变化的规律，熟悉医院医疗工作程序，参加典型病例的讨论学习。

如果毕业后要做全科医生[54-55]，还要在大学的教学医院或社区医院接受三年的培训，培训期间知识方面主要学习临床技能，职业能力则侧重于社区卫生服务能力培养，以及社区交流沟通能力培养，特别是如何与患者打交道等。三年学习期满，可以参加美国家庭医疗专科委员会考试，成绩合格后方可获得全科医生证书。其中杰斐逊大学、明尼苏达大学、伊利诺伊大学医学院与州政府合作，从通过医学院考试的学生中，选出有乡村背景并且愿意到本州乡村地区工作的人进行培养，让其在大学三年级到乡村或社区进行家庭医学及全科医学的临床实践学习，毕业后进入住院医师培训项目完成全科医师的毕业后教育，然后从事卫生服务工作。培养理念是将临床医学与居民健康相整合，学校同资深社区医师共同开发课程，为居民提供恰当的初级保健服务。

2.3.4.3 英国医学人才培养模式的特点[56-58]

英国的医学教育则从国家层面积极倡导激发学生的好奇心，培养其优良的卫生服务态度和必要的专业技能、沟通交流能力；在培养学生的过程中，塑造学生奉献精神与关爱他人、热爱生活和社会以及团结协作的能力与品质，强调学生创新能力培养，注重培养学生获取知识、拓展技能、个性化发展能力。在学习时间上，英国的高等医学教育学制为5年，毕业后经过一年的实习方能成为执业医生，专科医生还需要继续接受一段时间的培训。在临床实践教学上，理论教学与实践教学没有明显的界线，倡导早接触临床，学校以不同的方式将临床实践内容合理地整合到各阶段的理论教学中。在教学内容上，通过早期的临床实践，让学生熟悉医疗基本工作程序，培养学生与患者沟通的技巧，同时增强学生的道德品质与职业精神，将对患者的关怀与理解融入理论教学与实践教学的各个阶段；为了让学生尽快适应临床环境，充分利用情景模拟可以重复操作的优势，反复锻炼学生的临床操作技能。在考核上，主要针对学生的工作态度、理论知识、基本专业技能以及临床适应能力进行考核，并且把考核分散到平时的常规考核中。

英国医学本科毕业生要想成为全科医师，则还需要经过两个阶段的学习，一是为期2年的临床基础训练；二是再经过为期3年的全科医生培训，学习期满后并满足有关要求，可以参加专科学习考试，成绩合格才有资格做全科医生[59]。两个阶段的学习地点，一般首先安排在医院各个科室进行轮转，时间为2年左右；在医院轮转后安排到社区服务中心，也可在教学医院的家庭医学科、社区健康中心、全科医疗诊所进行培训，时间一般为1~2年，项目内容主要与社区的疾病预防、卫生保健、计划生育指导以及基本医疗服务等相关，此外学生还要熟悉社区的常见卫生服务项目以及全科医疗服务内容等。

2.3.4.4 法国医学人才培养情况[60-61]

就培养的数量来说，类似美国情况，也属于精英教育，法国医学教育应是世界学制最长的医学教育，学制为9~11年，分为三个阶段，第一阶段2年，第二阶段4年，第三阶段为3年的全科医学教育，或是4~5年的专科医学教育；注重临床教学、学生自学能力的培养，注重理论课与临床实践的结合。强调早接触临床，以培养学生的临床思维与独立工作的能力为主。教学安排上，第一、第二阶段主要学习基础课程、基础医学课程、临床基础课程等公共课，第二、第三学年开始接触临床，第四、第五、第六学年的上午进行临床实践学习，第三阶段全部在医院学习，并承担住院医师的职责。

2.3.4.5 日本医学人才培养的特点[62-63]

在人才培养目标上，日本的医学教育强调良好的人格特征、稳定的心理素质、扎实的医学知识与熟练的诊疗技能，并使学生树立正确的终身学习理念，养成良好的学习习惯等。在实践教学上，在进入临床实习阶段前，必须要通过相关医学知识与操作技能的考评，通过考评的学生才能进入下一阶段临床实习，临床实习主要分为内科、外科、急诊以及基本功训练四方面内容；在教学方法上，因为病理材料较少，不能满足教学的需求，为提高教学效果，临床教学采取教学录像、模拟患者、标准患者以及角色扮演等手段，来缓解教学材料不足的困境；在临床实习中，学生要特别注重患者的安全与利益维护，在接触患者前，学生要反复进行相互的模拟训练[64-65]；在学习内容上，将诊疗项目进行级别分类，一级项目的技术难度较小，如一般观察与外科换药等，二级项目则需要一定临床技能，如注射、采血等，三级项目就有一定难度，如止血、各类穿刺、切口缝合、导管插管等操作；在学习方法上，提倡 PBL 教学方式；在学习形式上，临床学习的学生组成学习小组，定期选择一个病例进行讨论，或定期参加各科室的临床学术讲座等。

日本城乡之间医生分布不平衡，据调查，1990 年平均每 10 万人口中只有医师 165 名，其中农村地区每 10 万人口仅有 77 名医师。为了改善农村缺少医生的状况，1972 年日本创办了专门为农村培养医生的自治医科大学，学校设在偏远的农村，让学生接触、了解农村，积累在农村的生活经验，以便培养出适合农村需要的医生；每年招收一定数量的学生，签订协议，学生可以免费读书，毕业后经过 2 年的研修后到指定的地方工作，工作一段时间后，根据工作的需要，再返回进行第二阶段的研修。截至 1995 年，已有占毕业生总数 77% 的 1434 名毕业生到农村工作。

上述五个国家的医学教育水平、卫生服务水平、社会保障能力以及经济发展水平在世界范围内处于领先地位，医学专业的“4 + 4”年制、5 年制、6 年制也是目前世界医学高等教育制度的代表，它们在人才培养模式上也是医学专业教育教学改革的先行者，引领着世界医学研究发展的方向[66-68]。在卫生人才培养上，它们有共性也有自己的特色，在共性方面：一是都强调医学生早接触临床，教授早期基础理论课时就要求学生走进医院、接触患者，这样安排既可以让学生早早熟悉医疗卫生服务行业的基本医疗程序，也是为了使医学生熟悉未来工作的环境，还可以让医学生把医学基础理论知识与临床上患者病情发展变化联系起来，既可加深理解，也能培养学生的学习兴趣与激情[69-71]，最重要的是在学生与患者接触的过程中，培养学生对患者的同情心，生命垂危与命悬一线的现实可激发起学生治病救人的使命感。二是注重临床教学环节[72-74]，在后期临床课教学环节中，时间上理论课一般占 20%，实践学时占到 80% 左右，后期临床教学都是安排在教学医院进行，教学内容上侧重于临床技能的培养，如病史询问、病历书写、基本体检以及临床基本操作（如换药、穿刺、止血、缝合、插管以及手术拉钩）等。三是注重对学生能力的培养，有关临床医学教育研究表明当代医学问题对医学生的能力形成了挑战，如果学生综合能力过弱就不能满足社会医疗卫生服务需求[75-77]，所以许多学校开始加强学生综合能力培养，如学生交流沟通能力的培养。临床工作逐渐转向“以患者为中心”的医疗模式，与患者良好的沟通不仅可以减少医疗纠纷，还可以培养学生的临床思维能力，以及临床诊疗过程中必要的决策判断能力。再就是加强后期教学临床技能培训，如采用情景模拟教学方法，即学生面对患者进行操作前，充分利用标准患者进行反复训练[78]，以保证临床实习中学生的各项操作顺利完成。四是注重培养学生正确的工作理念与职业操守[79]，培养学生热爱患者、理解患者、同情患者与帮助患者的理念，培养学生在工作中的团队精神与合作精神、独立自主与创新精神。五是对全科与专科卫生人才的培养实行阶段性培养方式，在普通医学教育的基础上进行全科与专科医学教育的分化培养，首先，可以使人才培养更加专业化、系统化；其次，可以减少从业的随意性与盲目性；再次，国家控制的分类考试可以有力地从宏观上对城市与基层从业人员进行调控；最后，将后期从业教育与高一级别学位教育进行对接，可以提高医学生学习的积极性，重要的是可以避免培养出高学历低能力的人才，避免重复教育或不合理教学安排导致的医疗卫生与医学教育资源的浪费。

在特色方面，美国的医学教育实行的是本科后教育，特别重视动手能力的培养，将基础医学实验操作能力的培养和后期教学临床操作技能的培训贯穿到整个医学教学过程中，鼓励学生积极独立思考，理论知识以自学为主；英国强调培养学生的好奇心、激发学生的学习兴趣，注重培养学生无私奉献、热爱社会、与人协作的品格；澳大利亚强调学生综合素质的培养，把知识、能力与素质作为人才培养的三大核心要素，强调人文知识教育与医学专业知识教育的融合；日本的医学教育强调健全的人格、稳定的心理，在临床教学上注重利用模拟情景、标准患者、模拟器以及角色扮演等手段，对学生进行临床技能操作训练。上述特色部分内容，对医学实用人才内涵的分析有很大的借鉴意义，在人才内涵指标体系构建上有一定的指导作用。

3　乡镇卫生院发展历程与功能定位及其对人才内涵分析的启示

我国的乡镇卫生院在农村卫生事业中发挥重要的作用，从地理位置上看，乡镇卫生院地处农村乡镇，离广大农民最近；从业务工作上看，乡镇卫生院主要是为农村居民身体健康提供服务。乡镇卫生院的生存与发展关系着农村居民的身体健康，关系着农民个人及家庭的切身利益。新中国成立至今，乡镇卫生院从诞生到发展壮大，经历过兴旺发达，也曾濒临倒闭，现在又迎来了新的发展机遇。

3.1　乡镇卫生院发展历程

许多研究者依据不同时期乡镇卫生院发展特征与国家政策功能导向，把乡镇卫生院的发展历程分为不同阶段，黄玉珊[13]等根据我国历史发展的阶段，结合国家卫生政策的历史特征，把我国乡镇卫生院的发展历程分为国民经济恢复调整期、“文化大革命”时期、经济转型期、改革初期、改革中期、新农合实施时期六个阶段；也有人将其分为新中国成立初期、改革开放期、医疗体制改革期。

笔者认为，乡镇卫生院在不同历史时期都有明显的特征，根据乡镇卫生院在我国医疗卫生体系中的地位、功能定位与发挥，以及卫生人才队伍的建设情况，可以把我国乡镇卫生院的发展历程分为四个时期，即萌发期、成长期、挫折期、复苏期。

3.1.1 萌发期

新中国成立初期，我国农村基层医疗卫生体系基本处于空白状态，政府利用卫生政策的调配功能与利益分配功能，规划和配置当时十分有限的医疗卫生资源，经过短短的三年，我国三级卫生服务体系基本形成，整体上较好地解决了全体国民的医疗公平性问题。在功能定位方面，卫生部《关于进一步整顿和加强农村基层卫生组织问题的通知》（1963 年）提出“勤俭办事业、民主办事业”的原则，重视疾病的预防工作，提高防治病工作的质量与效率；在投入方面，这个时期我国卫生事业费用占国家财政支出比例达到了 40.74%，高投入也收到了高回报；在公社卫生院与村卫生所的经费筹措方面，文件明确提出了国家财政要进行适当补助；在医疗机构属性方面，国家卫生部发布的《关于加强人民公社卫生工作的几点意见》（1954 年 4 月）确认卫生院是“人民公社举办的集体卫生福利事业”，不应当成企业或副业，不应自负盈亏，更不要上缴利润，是集医疗、预防保健为一体的农村综合性卫生机构。

在卫生人才队伍建设上，卫生部制定《卫生部关于加强人民公社卫生工作的几点意见》（1959 年），对当时公社与生产大队的医疗卫生机构做了明确的规定，文件指出“公社设立卫生院，编制以 8 ~ 15 人为宜；生产大队设立卫生所，编制以 3 ~ 5 人为宜”；卫生部的《关于把卫生工作重点放到农村的报告》（1965 年）指出我国卫生工作重点放在农村，组织城市卫生人员到农村去，为农村培养卫生人员，建立健全农村卫生基层组织，有步骤地解决农村医药卫生问题。

3.1.2 成长期

“文化大革命”时期，国家政府机关的行政管理职责几乎不能正常履行，卫生行政管理部门出台政策较少，但国家在医疗卫生事业上的投入仍然不可思议地增加了 27.63%，这在一定程度上促进了农村基层卫生服务的发展；农村“县—乡—村”三级卫生服务网络得以正常运转，卫生资源的利用效率和产生的社会效益是任何一个国家都不能比的。

在卫生人才队伍建设上，乡镇医疗卫生机构与卫生专业技术人员数量仍保持上升趋势，并通过各种途径培训了将近500万名农村“赤脚医生”[80]，“赤脚医生”是具有鲜明中国特色的农村基层医疗卫生技术人员，这样在很短的时间内，以很低的卫生资源投入，建立起了一支扎根农村的稳定的医疗卫生队伍，取得了巨大的成就，迅速扑灭了小儿麻痹与天花等烈性传染病与流行病，保障了农民的身体健康[81]，同时提高了人均寿命、降低了婴幼儿死亡率，基本解决了世界上人口最多国家的医疗卫生问题，WTO和世界银行对此给予了极高的评价——“发展中国家解决卫生经费不足的唯一典范”和“最少投入获得最大健康收益——中国模式”。

3.1.3 挫折期

改革开放时期，随着农村“包产到户”分配政策的实行，农村集体经济体制彻底瓦解，以集体经济为生存基础的村卫生室失去了生存基础，农村三级卫生服务网络彻底被打破。我国卫生管理部门提出了“运用经济手段管理卫生事业”，把卫生工作推向了市场，把经济收入作为衡量机构管理效率的价值判断标准，实行各种形式的承包责任制，同时鼓励多层次、多形式、多渠道办医，不同主体举办的各个医疗卫生单位进入激烈的竞争阶段。功能定位与服务方式的改变，使得卫生资源根本不能发挥最大效率，反而进一步加剧了卫生资源配置不合理的程度，对有限的卫生资源造成了极大的浪费。这个时期的卫生体制内部的矛盾，以及卫生服务提供与人民群众卫生需求的矛盾已经接近激化，严重影响了人民群众的身体健康，影响了人民群众的生活水平与生命质量。

在卫生服务功能方面，乡镇卫生院的运行机制发生了改变，功能定位也相应地发生了改变，原来的基本服务项目与服务内容随之改变，基层的公共卫生与卫生保健因效益低下而呈现无人问津的状态，乡镇卫生院开始把医疗服务作为主要业务，追逐经济效益。在运行机制上，在没有政府投入的情况下，乡镇卫生院为了生存加入了激烈的医疗服务竞争行列，经济收入成了生存竞争的主要目标，乡镇卫生院与私人承包的村卫生室以及县医院在业务上相互配合、在技术上相互指导与培训的情况不复存在，三者甚至形成了相互竞争的关系。

在卫生人才队伍方面，乡镇卫生院既比不上村卫生室与农民联系的紧密程度，也不具备县级医院人力、物力与财力的资源优势，业务范围内服务内容既没有自身特色，也没有较强的竞争力，业务收入开始下降，甚至生存都成问题，高水平的卫生技术人员开始流失，业务骨干纷纷调离，卫生人才队伍已是溃不成军。

3.1.4 复苏期

党和政府意识到了现有卫生体制与医疗卫生机构经营管理模式的弊端，先后颁布系列政策，开始规范医疗卫生体系的运行机制，鼓励各卫生机构以较低的价格为人民群众提供较优质的服务，满足人民群众对卫生服务的需求；同时，为了保证卫生体系正常运转，进行了系列配套制度改革，特别是针对农村基层卫生服务颁布了系列政策，涉及医疗卫生体系的各个方面。

在功能定位与职责方面，明确界定了国家医疗卫生体系中各级机构的功能定位与职责分工。《关于进一步规范和积极稳妥地推行乡（镇）村卫生组织一体化管理的几点意见》（1999 年）提出了国家在这一时期改革的目标主要是“加强农村三级医疗预防保健网建设，理顺乡镇卫生院与村卫生室的关系，充分发挥乡村两级医疗卫生机构的功能与职责，强化乡镇卫生院经营管理，提高乡镇卫生院医疗卫生专业技术人员的专业技术水平与职业素质”，从体系结构上、工作机制上、卫生人力资源以及经营管理上都提出明确的改革要求。

在资源配置方面，《关于建立新型农村合作医疗制度的意见》（2003 年）与《关于进一步做好新型农村合作医疗试点工作指导意见》（2004 年）强调卫生事业的公益性，重在改善民生，要求政府加大投入力度，政府应该注重加强农村卫生机构的基础设施建设，应该重新规划区域卫生机构；将乡镇卫生院的管理体制与运行机制作为改革的重要内容，明确了乡镇卫生院事业性单位的身份，其所从事的服务项目与业务范围具有重要的社会公益性。《中西部地区二级以上医疗卫生机构对口支援乡镇卫生院项目管理方案》（2009 年）则强调一定范围内的医疗卫生资源的合理配置问题，协调城市卫生资源过度集中造成的相对过剩与农村基层卫生资源严重短缺之间的矛盾，采取一定的措施来统筹城乡卫生资源，通过医疗卫生体系内部的调整与整合，在本区域内最大限度地利用有限的卫生资源，特别是提高乡镇卫生院的卫生服务水平。

在卫生人才队伍方面，实行乡村执业医师注册和在岗培训制度化等，《特别执业医师法》从法律层面对行医进行了规范，积极提高农村卫生服务队伍技术水平。在《关于加强乡村医生队伍建设的意见》（2010 年）中提出了要对乡村医生队伍进行规范管理，提高乡村医生的执业能力与专业技术水平，从而提高乡村医生的卫生服务水平，满足广大农民的卫生服务需求，保证农民能够得到便利的、可信赖的农村基本卫生服务；加大提供公共卫生服务的力度，保证不同地区的农民能够平等地享受到已有的公共卫生服务，保障农民享受基本公共卫生服务的合法权益。《关于开展农村订单定向医学生免费培养工作的实施意见》（2010 年）等则为了进一步加强农村卫生技术人才的培养，加强农村卫生专业队伍的建设，要求各省市卫生行政管理部门与高等医学院校联合为农村地区培养卫生技术人才。

不同历史时期，不同的卫生政策发挥了导向功能与资源调配功能，对我国农村卫生体系的建设与发展都起到了一定的作用，但任何政策与措施都不能摆脱历史的局限性，四个历史时期的卫生政策都有其不足之处，甚至违背了卫生事业发展的规律，在一定程度上造成卫生事业发展史的小逆转。首先是卫生人才队伍建设与人才培养，人才培养需要与人才服务内容紧密结合，遵循卫生事业发展规律与人才培养的教育规律，避免人才培养的同质化，提高人才的社会适应能力；其次是人才培养是在卫生服务体系内的培养，遵循教育中的“学以致用”原则，如果脱离了卫生服务体系，人才培养也就成了纸上谈兵；最后是人才队伍建设需要良好的政策环境，如果没有政策引领，没有制度作为保障，没有资源的投入，人才队伍也无法建立。

3.2 乡镇卫生院发展演变对卫生人才培养的启示

3.2.1 全方位观念促进卫生人才培养与队伍建设

新中国成立初期，党和政府对农村卫生保健网的建设给予了高度重视，在各级政府的努力下，到 1965 年在我国广大农村地区初步形成了以公有制为基础的县—公社—村农村医疗卫生保健网，并且各级医疗卫生机构职责明晰，服务职能上，公社卫生院接收村卫生室所转诊的疑难杂症，并将卫生院不能处理的疑难杂症或急危重症患者及时转诊到县医院；公社卫生院接受县级医院的业务指导与培训，负责指导村卫生室做好公共卫生工作，在农村医疗卫生保健网中起到了承上启下的作用。在我国医疗资源缺少的情况下，公社卫生院在基层卫生服务方面起到了巨大的作用，因此也促生了颇具中国特色的赤脚医生，队伍数量也达到惊人的地步——500 万人，基本满足了当时农村医疗卫生的基本需求，我国农村三级卫生保健网、赤脚医生、合作医疗被誉为解决农村缺医少药问题的“三大法宝”。因此，对机构的功能定位是否合理，从系统的观点来看，只有机构的功能与职责上下协调，服务内容明晰，才会有利于人才成长与人才队伍建设。

3.2.2 分层次有特色的卫生服务是人才培养的重要依据

改革开放初期，我国经济体制改革引发了农村经济结构的改变，乡镇卫生院管理经营模式也随之发生了变化，以经济收入作为乡镇卫生院评价依据，这样乡镇卫生院的卫生服务内容就出现了偏差。在公共卫生方面，对公益事业不热心去做，对利润较小的预防保健也没太大的热情，导致公共卫生服务功能一步步弱化；在医疗服务方面，由于利益驱使与生存需要，乡镇卫生院开始与县医院进行业务上的竞争，枢纽功能逐渐丧失殆尽。

但是，由于自身卫生技术力量薄弱，诊疗设施性能又比不过县级医院，乡镇卫生院医疗服务水平低下，服务质量得不到广大农民的认可，既丢了原有的部分利益，又没有从医疗服务竞分中分得一杯羹，国家的投入几乎为零。没有了基本的收入，卫生人才队伍建设也就成了一句空话，卫生技术人员基本生存都成问题，更别说业务水平的提升以及服务质量的提高了，最终导致大量骨干力量流失，乡镇卫生院的卫生技术人员结构严重不合理。由于乡镇卫生院的经营管理没有遵循卫生事业的发展规律，功能定位出现了偏差，被迫倚重基本医疗服务，与上级医院进行业务上的竞争，没有形成优势互补的格局，没有形成自身的特色服务，最终难以维系，陷入生存困境。人才培养具有特色，才会形成优势，才能立于不败之地。因此，乡镇卫生院只有分层次地科学定位，才能充分发挥基层卫生服务的功能，同时根据自身处于基层的特点，寻找潜在的服务领域，这样才能培育出有特色的、实用的、自己的专有人才，做到物尽其用，人尽其才，同时培养出有特色的人才队伍。

3.2.3　人才培养的设计需要供需结合理念

我国医疗卫生体制改革经历多个轮次，虽然取得了一定的成果，但只是缓解了矛盾，仍然没有从根本上解决老百姓“看病难”与“看病贵”的问题。产生矛盾的缘由较多，但是农村地区医疗卫生体系中的人力资源匮乏仍是制约农民治病就医的重要因素，每年我国医学院校培养大批各个层次的医学专业毕业生，甚至有统计数据表明，我国培养的医学人才已能满足我国卫生服务的需求。但是，大量的医学人才并未从事卫生服务，卫生人才流失严重；而且，卫生人力资源分配不均，农村基层得不到应有卫生技术人员。

在乡镇卫生院发展的成长期，在农村基层能够建立起近500万的卫生人才队伍，并且长期服务于农村农民，尽管后来赤脚医生退出了历史舞台，但是当时赤脚医生应运而生，并且规模庞大，坚守岗位，提供令农民满意的卫生服务，值得我们思考。在人才培养方面，没有专门针对农村卫生服务的培养体系，没有专门针对农村基层卫生服务的培养对象，也缺乏适应农村卫生服务的特色知识体系，缺乏农村基层卫生人才内涵的理论依据，所以农村基层医疗卫生队伍的建设状况也就一目了然了。因此，人才培养一定要与人才市场相结合，人才提供方一定要了解、掌握人才需求方的实际情况，赤脚医生适时而生并且发挥了巨大作用，是经过短期培训、边用边学、成长中工作、工作中成长发展起来的，并且能够满足农村基层卫生服务需求，不需要掌握特别高、精、尖的医学理论知识，只需要简单的防病、治病、公共卫生等基本卫生服务知识；当然，随着历史的发展、经济水平的提高与医学模式的转变，赤脚医生已经成为历史产物，现在乡镇卫生院对卫生人才的要求已经发生了质的变化，卫生人才内涵分析要根据国家对乡镇卫生院的功能定位与职责要求进行，要确定乡镇卫生院在农村三级医疗服务网络中的角色，结合农村卫生服务项目的实际内容，以及农民群众对身体健康与生命质量认识水平等因素展开研究。

3.3 乡镇卫生院卫生服务内容与人才内涵关系分析

3.3.1 乡镇卫生院的功能定位

《中共中央、国务院关于进一步加强农村卫生工作的决定》、卫生部《关于农村卫生机构改革与管理的意见》以及《乡镇卫生院建设标准（试行）》等文件，从政策上对乡镇卫生院具体服务内容与基本职责等进行了规定，乡镇卫生院的主要功能基本上可以分为三大类，即基本公共卫生功能、基本医疗服务功能与公共卫生管理职能等，因此，乡镇卫生院的功能就是“提供预防、保健、基本医疗、康复、健康教育、计划生育技术指导等‘六位一体’的服务，作为农村社区卫生服务中心履行农村地区基层医疗卫生机构的职责，一般不得向医院模式发展”。实施医疗卫生体制改革是为了合理配置医疗卫生资源、提供优良医疗卫生服务，是对医疗卫生服务机构职责的重新界定，也是对各级医疗卫生机构功能的重新定位。

3.3.2　乡镇卫生院卫生服务内容

3.3.2.1　公共卫生服务功能

农村基层乡镇卫生院公共卫生服务的内容主要分为五大块，其功能、服务项目与服务内容较明确（见表3－1）。

表3－1　乡镇卫生院公共卫生服务内容

功能	服务项目	服务内容
疾病控制	地方病、传染病与寄生虫病的防治	开展计划免疫接种与乡村社区防治，对恢复期患者的定期复查进行指导与随访；做好传染病登记与报告，配合有关部门进行传染病源的控制与处理
	慢性非传染性疾病的防治	实施健康教育指导，对重点疾病采取干预行为，对于重点慢性非传染性疾病进行筛查，指导患者进行规范治疗与保健康复
妇幼保健	妇女保健	婚期保健、围产期保健和更年期保健，以及妇科病筛查与治疗
	儿童保健	新生儿期保健、婴幼儿保健、学龄前保健与学龄期保健，以及对儿童常见病、多发病、意外伤害的预防指导
健康教育	普及健康教育宣传	提高农村农民的保健意识与能力
	“五大宣传”	在上级业务领导部门指导下做好乡村与技术指导工作
计划生育技术指导		为居民提供避孕、节育指导以及相关咨询工作，开展计划生育手术等
突发事件处理		在政府部门的领导下，做好信息上报与紧急事件的处理

3.3.2.2 基本医疗服务功能

急诊救治，对急诊患者的接诊或出诊救治，特别是紧急救治，包括入院前的抢救处理、住院后的院中治疗，以及急危重症或疑难杂症的转诊处理。

家庭诊疗，在服务区域内提供家庭服务，包括疾病诊疗、患者康复指导，以及家庭病床相关技术指导，对村医的业务指导等。

门诊诊治，主要是当地农民的常见病、多发病诊疗及急诊患者的简单应急处理，如对外伤的止血、包扎、清创与缝合；以及简单疾病的检查与治疗，如口腔科的拔牙、补牙，康复治疗的针灸、理疗等。

住院治疗，根据乡镇卫生院的床位数与基本医疗环境与条件，开展常见病治疗业务，如接生、骨折固定、简单的上腹部或下腹部手术，联系上级单位请专家进行会诊。

医技检查，开展血、尿、便三大常规检查和部分生化检查，以及透视、胃肠造影、超声、心电图、脑电图检查等。

3.3.2.3 公共卫生管理

公共卫生事业管理，做好服务区域的卫生事业和卫生保健规划，负责卫生信息管理以及对村卫生员业务指导。

公共卫生服务管理，在上级领导部门带领下，负责卫生信息管理与监督工作。

笔者认为，在遵循基本原则的前提下，乡镇卫生院的具体卫生服务内容应实事求是、因地制宜，不能搞“一刀切”，不能全国一个模式。因为我国地域辽阔，经济水平不一，文化背景与生活习俗不同，道路交通状况复杂，不同地区的农民卫生服务需求不同，获得的卫生服务机会、服务内容与服务质量也不相同，所以乡镇卫生院的业务开展不能千篇一律、生搬硬套，应灵活应变，根据区域内实际情况而定；在基本医疗服务上，应根据乡镇卫生院医生的技术水平、医疗设施的条件，以及农民的卫生服务需求，明确业务开展范围与内容，特别是已经成熟的专科医疗服务、特色服务应加强，不能因为宏观政策上的要求而废除那些能够为农民提供的快捷便利、经济实用的医疗卫生服务。

3.3.3 乡镇卫生院职责与功能对人才内涵的影响

3.3.3.1 功能与职责的定位保证人才内涵的全面性

乡镇卫生院的功能定位决定了乡镇卫生院卫生人才的个体结构内容，从公共卫生服务、基本医疗服务到公共卫生管理，对农村基层医疗卫生机构的职责界定十分明确，没有偏差与遗漏。乡镇卫生院的业务范围决定了人才内涵的构成要素，人才内涵内容必须与单位的业务范围相适应，工作中的服务范围也应与职责相适应。这从制度上决定了乡镇卫生院的卫生服务不仅限于基本医疗服务，也应包含公共卫生部分，乡镇卫生院卫生人才的培养也不仅应重视临床医学知识，更应重视公共卫生知识，特别是那些与农村医疗服务、公共卫生相关的医学知识与专业技能，如地方病、传染病以及寄生虫病具有明显的区域特征，人才培养需要加强针对性，体现农村基层与地方特征；而慢性非传染性疾病则是农村基层急需应对的病种，此类疾病对患者造成的伤害不仅有生理上的，也有心理上的，还会造成经济上的巨大损失。因此，农村基层卫生人才的培养应考虑到与城市环境的不同，应对此类疾病的措施也不相同，卫生人才所需要的知识、能力与素质也会有差别。

3.3.3.2 具体业务内容明确了人才内涵的针对性

乡镇卫生院各项职责的内容表述具体、明确，在公共卫生服务方面体现了农村卫生服务的特色，也体现了基层卫生服务的特征；基本医疗服务的业务项目，明显区别于二三级医疗机构的业务，体现出服务农村基层的特色，如农村家庭诊疗，既不同城市二三级医院的工作内容，也不同于城市社会服务中心的服务内容与服务方式；长期受中国传统医学与地方风俗习惯的影响，农民接受卫生服务态度也会有很大的不同，如何入乡随俗、融入当地社会，也是农村卫生人才培养应该考虑的。公共卫生管理的责权清晰，厘清了业务上的管理层级与秩序，与之相对应的乡镇卫生院卫生人才的培养，也应具有农村基层卫生人才的特征，对医学专业人才的培养不应是“千人一面”式的培养，应根据基层医疗卫生机构的服务内容与项目，进行人才内涵的塑造，增加人才内涵的特色性，提高人才内涵的目的性、针对性以及社会适应性。

3.3.3.3 政策的效力保证了人才内涵的稳定性

乡镇卫生院职责与功能定位是以国家法律与制度的形式确定下来的，具有法律的权威性与制度的严肃性，适用于一定的历史时期。乡镇卫生院卫生服务内容是建立在农村医疗卫生服务体系内的，既与农村卫生服务相适应，也与卫生服务体系内各级医疗卫生机构的职责相辅相成，各级卫生服务互相补充，不可分割，具有很强的稳定性，这也决定了乡镇卫生院卫生人才个体结构内容的稳定性，不会因为业务范围与具体内容的不确定性而引起人才内涵变化，也不会因为卫生服务市场的无序竞争而改变人才培养的内涵。

4　基于服务需求的乡镇卫生院医学实用人才内涵分析

卫生人才培养就是为了满足人民群众的卫生服务需求，提供高质量的卫生服务，而卫生服务质量取决于卫生人才的质量，卫生人才的质量则又取决于人才培养过程中的知识、能力与素质的培养与塑造。影响医学生知识、能力与素质的因素很多，既有人才培养的各个要素，也有医学教育领域内自身的、内在的要求，还有医疗卫生行业的尺度与标准，以及工作岗位的实际需求，其中工作岗位的需求有导向作用，体现了人才培养过程中的供需结合的重要理念，若要提高卫生人才岗位的适应性与针对性，就必须把握住医学生毕业后的工作岗位职责、工作内容，以及工作内容需要的知识、能力与素质，特别是专业知识与专业技能。所以，乡镇卫生院要想让医学实用人才（以下简称“实用人才”）更好地满足农村卫生服务需要，更好地为广大农民治疗疾病、解除痛苦，在人才培养过程中必须结合农村卫生服务的实际状况。

笔者认为，实用人才内涵除了考虑乡镇卫生院在农村卫生服务体系中的功能定位之外，还特别需要关注农村地区疾病的发病率、病种构成，乡镇卫生院医生接诊中常见病、地方病、常用诊断治疗手段与技术等，以及医生对关键诊疗技术掌握的情况与学习途径等。本书为了全方位地把握实用人才的内涵，在分析人才的能力与素质要素的基础上，重点探索实用人才的专业知识与专业技能，因为高水平的专业知识与专业技能才是提高卫生服务水平的直接因素。

4.1 农村疾病谱的现状分析

调查农村地区居民疾病谱，是为了掌握农村地区卫生服务需求内容，如常见病、多发病、地方病、传染病的发病与治疗状况，以及慢性非传染性疾病类别与所占比例等，只有了解了上述信息，才能够准确判断农村地区在疾病的防控与诊治中所需要的医学知识与技能。本书根据2014年4月颁布的《中国卫生健康统计年鉴》（2013）的部分数据信息，就我国农村地区有代表性的居民两周就诊率、居民住院疾病类别及比例情况做一总结。

4.1.1 农村地区居民疾病两周就诊率分析

1998年农村地区居民疾病两周就诊率从高到低依次为呼吸系统疾病（主要疾病是上呼吸道感染、老慢支以及肺炎等）、消化系统疾病（主要疾病是急性胃炎、胆囊疾病等）、循环系统疾病（主要疾病是心脏病、高血压等）、肌肉骨骼结缔组织病（主要疾病是类风湿关节炎）、损伤和中毒、传染病与寄生虫病（见表4-1）。

表4-1 1998年调查地区（农村）居民疾病两周就诊率 （‰）

疾病类别	合计	一类	二类	三类	四类
传染病	5.1	4.6	4.1	5.1	8.0
寄生虫病	0.2	0.2	0.2	0.2	0.3
恶性肿瘤	0.6	0.5	0.5	0.9	0.1
良性肿瘤	0.3	0.5	0.2	0.4	0.2
内分泌营养代谢病	1.3	1.0	1.7	1.4	0.8
其中：糖尿病	0.4	0.4	0.5	0.4	0.4
血液造血器官疾病	2.2	2.3	2.6	2.2	1.0
精神病小计	0.7	0.4	0.6	1.0	0.4
神经系统疾病	3.3	3.4	3.2	4.0	1.7
眼及附器疾病	2.4	1.8	2.1	3.4	1.9
耳和乳突疾病	0.9	1.0	1.0	0.8	0.5

续表

疾病类别	合计	一类	二类	三类	四类
循环系统疾病	12.0	11.0	12.3	13.1	10.1
其中：心脏病	5.0	4.2	5.4	4.5	6.4
高血压	3.6	4.2	3.6	3.9	2.1
脑血管病	2.0	1.8	1.3	3.2	0.8
呼吸系统疾病	80.1	78.6	81.3	89.6	58.7
其中：急性上呼吸道感染	70.8	70.8	71.6	79.3	49.7
肺炎	2.6	2.0	3.0	2.0	4.2
老慢支	4.0	3.5	3.9	5.1	2.4
消化系统疾病	25.9	23.3	27.2	28.5	21.6
其中：急性胃炎	13.7	12.7	13.5	15.7	11.2
肝硬化	0.6	0.6	0.4	0.7	0.7
胆囊疾病	2.2	1.6	2.0	2.3	3.6
泌尿生殖系病	5.9	4.0	5.8	6.6	7.2
妊娠、分娩病及产褥期并发症	0.3	0.4	0.4	0.2	0.3
皮肤皮下组织病	3.6	4.3	4.0	3.8	1.6
肌肉骨骼结缔组织病	11.2	10.5	10.8	12.7	9.4
其中：类风湿关节炎	6.0	4.4	5.3	6.8	8.0
先天异常	0.1	0.1	0.1	0.0	0.3
围产期疾病	0.0			0.0	
损伤和中毒	6.4	6.3	5.9	8.0	4.0
其他	0.6	0.4	1.0	0.3	0.8
不详	1.8	1.9	2.4	1.7	0.4

资料来源：《中国卫生健康统计年鉴》(2013)。

2003年农村地区居民疾病两周就诊率从高到低依次是呼吸系统疾病（主要疾病是急性上呼吸道感染、老慢支以及肺炎等）、消化系统疾病（主要疾病是急性胃炎、胆囊疾病等）、循环系统疾病（主要疾病是心脏病、高血压、脑血管病等）、肌肉骨骼结缔组织病（主要疾病是类风湿关节炎）、损伤和中毒、泌尿生殖系病、传染病与寄生虫病（见表4－2）。

表 4－2　2003 年调查地区（农村）居民疾病两周就诊率　　（‰）

疾病类别	合计	一类	二类	三类	四类
传染病	3.3	1.5	2.4	3.9	6.5
寄生虫病	0.2		0.1	0.6	
恶性肿瘤	1.2	0.9	1.9	0.9	0.7
良性肿瘤	0.4	0.4	0.6	0.4	0.3
内分泌营养代谢病	1.3	1.0	1.7	1.4	0.8
其中：糖尿病	0.7	0.5	0.8	1.0	0.1
血液造血器官疾病	1.5	1.3	1.8	1.1	2.2
精神病小计	0.5	0.7	0.4	0.7	0.1
神经系统疾病	3.2	3.0	3.2	4.0	1.9
眼及附器疾病	1.3	1.9	0.7	1.7	0.8
耳和乳突疾病	0.6	0.6	0.5	0.7	0.4
循环系统疾病	14.9	12.8	15.0	17.4	12.3
其中：心脏病	4.3	3.4	4.6	4.3	5.2
高血压	6.4	5.8	6.7	6.7	5.9
脑血管病	2.7	2.2	2.1	4.4	0.6
呼吸系统疾病	57.4	49.7	61.9	67.0	37.8
其中：急性上呼吸道感染	47.2	41.0	52.8	55.3	27.2
肺炎	2.1	1.8	1.3	2.1	4.6
老慢支	3.8	4.1	3.0	4.5	3.3
消化系统疾病	23.6	15.4	25.2	25.3	28.7
其中：急性胃炎	11.8	8.0	12.3	13.7	12.4
肝硬化	0.3	0.3	0.1	0.2	0.8
胆囊疾病	3.0	1.8	1.9	3.3	6.5
泌尿生殖系病	6.9	6.0	5.3	8.1	8.7
妊娠、分娩病及产褥期并发症	0.1	0.2	0.1		0.2
皮肤皮下组织病	2.6	3.2	3.2	2.3	1.4
肌肉骨骼结缔组织病	10.7	8.5	10.9	12.3	9.7
其中：类风湿关节炎	4.1	2.2	3.6	4.9	6.4
先天异常	0.1			0.1	0.2
围产期疾病	0.0			0.0	
损伤和中毒	7.7	7.2	9.0	8.1	5.0

续表

疾病类别	合计	一类	二类	三类	四类
其他	0.6	0.5	0.7	0.6	0.7
不详	1.1	0.8	1.5	1.3	0.2

资料来源：《中国卫生健康统计年鉴》(2013)。

2008年农村地区居民疾病两周就诊率从高到低依次是呼吸系统疾病（主要疾病是急性上呼吸道感染、老慢支以及肺炎等）、消化系统疾病（主要疾病是急性胃炎、胆囊疾病等）、循环系统疾病（主要疾病是心脏病、高血压、脑血管病等）、肌肉骨骼结缔组织病（主要疾病是类风湿关节炎）、损伤和中毒、泌尿生殖系病、传染病与寄生虫病（见表4-3）。

表4-3　2008年调查地区（农村）居民疾病两周就诊率　(‰)

疾病类别	合计	一类	二类	三类	四类
传染病	2.1	1.1	2.2	2.8	1.9
寄生虫病	0.0	0.1	0.1	0.0	0.1
恶性肿瘤	1.6	1.4	1.6	2.2	0.5
良性肿瘤	0.7	0.3	0.8	0.8	0.8
内分泌营养代谢病	2.1	3.1	2.6	1.6	0.9
其中：糖尿病	1.3	1.6	1.6	1.0	0.5
血液造血器官疾病	1.5	0.9	2.0	1.2	1.9
精神病小计	0.8	0.5	0.6	0.9	1.1
神经系统疾病	2.4	1.7	2.0	3.1	2.4
眼及附器疾病	1.3	1.2	1.4	1.5	0.9
耳和乳突疾病	0.5	0.6	0.5	0.5	0.6
循环系统疾病	22.8	19.8	27.1	24.3	15.4
其中：心脏病	6.5	5.3	6.6	7.6	5.9
高血压	9.9	10.0	12.3	9.6	5.0
脑血管病	4.6	2.8	6.4	5.0	2.5
呼吸系统疾病	53.2	40.8	65.3	61.4	29.2
其中：急性上呼吸道感染	42.7	33.6	52.9	48.9	22.0
肺炎	2.4	1.1	2.9	2.5	2.7

续表

疾病类别	合计	一类	二类	三类	四类
老慢支	3.6	2.3	4.2	5.0	1.5
消化系统疾病	24.9	13.6	25.8	31.9	25.2
其中：急性胃炎	13.9	6.2	14.6	19.6	11.8
肝硬化	0.5	0.3	0.6	0.6	0.3
胆囊疾病	1.9	0.7	1.5	2.1	4.5
泌尿生殖系病	6.6	5.0	6.2	8.1	6.8
妊娠、分娩病及产褥期并发症	0.1	0.2	0.1	0.2	0.1
皮肤皮下组织病	3.7	2.5	4.6	4.4	2.0
肌肉骨骼结缔组织病	18.2	14.4	18.8	21.7	15.2
其中：类风湿关节炎	6.4	3.7	6.4	6.9	9.3
先天异常	0.1		0.1	0.1	0.1
围产期疾病	0.0		0.0	0.0	0.1
损伤和中毒	6.6	7.5	6.0	7.4	4.9
其他	0.6	0.9	0.7	0.5	0.1
不详	2.0	1.4	2.7	2.2	0.0

资料来源：《中国卫生健康统计年鉴》（2013）。

从以上三次对调查地区居民疾病两周就诊率的调查结果来看，呼吸系统疾病就诊率最高，其中急性上呼吸道感染是该系统疾病就诊中一直居于第一位的疾病；其次是消化系统疾病，急性胃炎是该系统疾病中两周就诊率最高的，循环系统疾病中高血压与脑血管疾病的就诊率在近十年内有上升趋势；然后是肌肉骨骼结缔组织病、损伤和中毒等，而传染病与寄生虫病的就诊率则明显下降，特别是寄生虫病在2008年的调查统计中两周就诊率为0。从疾病层面上看，两周就诊率从高到低依次为急性上呼吸道感染、急性胃炎、高血压、损伤和中毒、心脏病、类关节炎、老慢支、肺炎、传染病、糖尿病等。农村居民到乡镇卫生院门诊就诊疾病类别较为集中，疾病诊断较容易，治疗方法也属于常规治疗，几乎不需要高、精、尖的医疗诊断设备。

4.1.2 农村地区居民住院疾病类别分析

1998年调查地区（农村）居民疾病类别住院率从高到低依次为消化系统疾病，住院率为5.9‰，其中包括急性胃炎、胆囊疾病、肝硬化；其次是呼吸系统疾病，住院率为5.0‰，其中以急性上呼吸道感染、老慢支、肺炎为主；然后是妊娠、分娩病及产褥期并发症，住院率为4.3‰，以及损伤和中毒，住院率为3.5‰。而循环系统疾病的住院率为3.0‰，其中从高到低依次为心脏病、脑血管病、高血压，传染病的住院率较低，为1.7‰，良性肿瘤住院率为0.6‰，恶性肿瘤住院率为0.5‰，寄生虫病住院率为0.1‰（见表4-4）。

表4-4 1998年调查地区（农村）居民疾病类别住院率 （‰）

疾病类别	合计	一类	二类	三类	四类
传染病	1.7	1.2	1.3	1.4	4.0
寄生虫病	0.1	0.1	0.1	0.0	0.0
恶性肿瘤	0.5	0.8	0.7	0.2	0.2
良性肿瘤	0.6	0.7	0.5	0.7	0.1
内分泌营养代谢病	0.3	0.6	0.3	0.2	0.1
其中：糖尿病	0.1	0.2	0.1	0.1	
血液造血器官疾病	0.6	0.6	0.6	0.5	0.7
精神病小计	0.2	0.3	0.1	0.2	0.1
神经系统疾病	0.6	0.6	0.4	0.7	0.7
眼及附器疾病	0.6	0.6	0.6	0.5	0.8
耳和乳突疾病	0.1	0.2	0.0	0.1	
循环系统疾病	3.0	3.5	2.4	2.9	3.3
其中：心脏病	1.4	1.5	1.0	1.3	2.5
高血压	0.4	0.5	0.3	0.4	0.3
脑血管病	0.9	1.2	0.8	0.9	0.4
呼吸系统疾病	5.0	5.6	4.3	4.8	6.0
其中：急性上呼吸道感染	1.9	2.2	1.6	1.9	1.8
肺炎	1.4	1.4	1.0	1.1	3.1
老慢支	0.8	1.0	0.7	1.0	0.3

续表

疾病类别	合计	一类	二类	三类	四类
消化系统疾病	5.9	6.1	5.7	5.4	6.7
其中：急性胃炎	1.7	1.6	1.5	1.9	1.9
肝硬化	0.3	0.3	0.3	0.2	0.4
胆囊疾病	1.1	1.2	1.1	0.8	1.6
泌尿生殖系病	1.8	1.7	1.5	1.6	2.7
妊娠、分娩病及产褥期并发症	4.3	6.3	4.3	3.7	2.5
皮肤皮下组织病	0.3	0.3	0.4	0.2	0.3
肌肉骨骼结缔组织病	1.1	0.7	1.0	1.2	1.9
其中：类风湿关节炎	0.5	0.1	0.3	1.5	1.4
先天异常	0.0		0.1		0.0
围产期疾病	0.1	0.1	0.1	0.1	0.1
损伤和中毒	3.5	3.6	3.7	3.7	2.5
其他	0.3	0.3	0.2	0.3	0.3
不详	0.7	1.0	0.5	0.6	0.9

资料来源：《中国卫生健康统计年鉴》(2013)。

2003 年调查地区（农村）居民疾病类别住院率排在第一位的是妊娠、分娩病及产褥期并发症，住院率为 5.9‰；排在第二位的是消化系统疾病，住院率为 5.8‰，其中以急性胃炎、胆囊疾病、肝硬化为主；排在第三位的是循环系统疾病，住院率为 4.3‰，其中包含了心脏病、脑血管病、高血压等；排在第四位的是损伤和中毒，住院率为 4.2‰；排在第五位的是呼吸系统疾病，住院率为 4.1‰，其中以急性上呼吸道感染、老慢支、肺炎为主；此外，传染病的住院率为 1.2‰，良性肿瘤的住院率为 0.9‰，恶性肿瘤的住院率为 0.7‰，寄生虫病的住院率为 0（见表 4－5）。

表 4－5　2003 年调查地区（农村）居民疾病类别住院率　　（‰）

疾病类别	合计	一类	二类	三类	四类
传染病	1.2	0.9	0.8	1.0	2.9
寄生虫病	0.0		0.0	0.1	0.0

续表

疾病类别	合计	一类	二类	三类	四类
恶性肿瘤	0.7	1.6	0.5	0.4	0.4
良性肿瘤	0.9	1.1	0.9	1.0	0.6
内分泌营养代谢病	0.5	0.7	0.4	0.6	0.2
其中：糖尿病	0.2	0.4	0.1	0.2	0.1
血液造血器官疾病	0.3	0.2	0.4	0.4	0.5
精神病小计	0.3	0.4	0.2	0.2	0.6
神经系统疾病	0.6	0.6	0.5	0.9	0.3
眼及附器疾病	0.6	0.5	0.7	0.6	0.3
耳和乳突疾病	0.0	0.1	0.1	0.0	
循环系统疾病	4.3	4.2	3.6	5.1	3.7
其中：心脏病	1.8	2.1	1.3	1.9	2.1
高血压	1.0	0.8	0.8	1.0	1.3
脑血管病	1.3	1.0	1.3	1.9	0.3
呼吸系统疾病	4.1	4.2	3.5	4.1	5.0
其中：急性上呼吸道感染	1.6	1.8	1.6	1.5	1.3
肺炎	1.0	0.8	0.8	1.1	1.6
老慢支	0.5	0.6	0.5	0.5	0.5
消化系统疾病	5.8	5.8	4.4	5.8	8.5
其中：急性胃炎	1.1	0.5	0.8	1.2	2.1
肝硬化	0.2	0.3	0.2	0.1	0.4
胆囊疾病	1.1	0.9	0.9	1.0	1.8
泌尿生殖系病	2.3	1.8	1.8	2.5	3.7
妊娠、分娩病及产褥期并发症	5.9	6.8	6.6	5.9	3.6
皮肤皮下组织病	0.3	0.5	0.3	0.3	0.2
肌肉骨骼结缔组织病	1.0	0.6	0.7	1.4	1.6
其中：类风湿关节炎	0.3	0.1	0.2	0.3	0.5
先天异常	0.0			0.1	0.1
围产期疾病	0.0	0.0	0.0	0.0	0.0
损伤和中毒	4.2	3.9	4.3	4.8	3.2
其他	0.3	0.2	0.2	0.4	0.5
不详	0.3	0.2	0.2	0.3	0.3

资料来源：《中国卫生健康统计年鉴》（2013）。

2008年调查地区（农村）居民疾病类别住院率排在第一位的是呼吸系统疾病，为11.7‰，其中主要有急性上呼吸道感染、老慢支、肺炎；排在第二位的是循环系统疾病，住院率为10.8‰，其中仍是以心脏病、脑血管病、高血压为主；排在第三位的是妊娠、分娩病及产褥期并发症，住院率为9.9‰；排在第四位的是消化系统疾病，住院率为9.5‰，其中主要包括急性胃炎、胆囊疾病、肝硬化；排在第五位的是损伤和中毒，住院率为6.8‰；此外，传染病的住院率为1.3‰，良性肿瘤的住院率为1.7‰，恶性肿瘤住院率为2.3‰，寄生虫病的住院率为0.1‰（见表4－6）。

表4－6　2008年调查地区（农村）居民疾病类别住院率　（‰）

疾病类别	合计	一类	二类	三类	四类
传染病	1.3	0.9	1.5	1.1	1.8
寄生虫病	0.1	0.0	0.1	0.1	0.1
恶性肿瘤	2.3	2.8	2.6	2.3	1.0
良性肿瘤	1.7	1.3	1.5	2.0	2.0
内分泌营养代谢病	1.1	1.4	1.4	0.8	0.8
其中：糖尿病	0.7	0.9	1.0	0.5	0.5
血液造血器官疾病	0.6	0.4	0.6	0.6	0.8
精神病小计	0.5	0.3	0.6	0.5	0.4
神经系统疾病	1.0	0.7	1.0	1.3	0.8
眼及附器疾病	1.0	0.9	1.2	1.0	0.7
耳和乳突疾病	0.1	0.2	0.2	0.1	0.1
循环系统疾病	10.8	10.3	11.4	11.9	7.9
其中：心脏病	4.0	4.0	3.2	4.8	3.6
高血压	2.7	1.8	3.6	2.8	1.9
脑血管病	3.4	3.4	3.8	3.8	1.7
呼吸系统疾病	11.7	7.4	12.2	12.8	14.8
其中：急性上呼吸道感染	4.7	2.6	4.6	5.8	5.7
肺炎	3.0	1.5	3.7	2.9	4.1
老慢支	1.6	1.1	1.4	2.1	1.5
消化系统疾病	9.5	8.9	8.8	9.9	11.2

续表

疾病类别	合计	一类	二类	三类	四类
其中：急性胃炎	2.2	1.2	2.4	2.7	2.4
肝硬化	0.5	0.7	0.3	0.4	0.8
胆囊疾病	1.8	1.3	2.0	1.8	2.0
泌尿生殖系病	4.0	2.6	3.7	4.2	6.4
妊娠、分娩病及产褥期并发症	9.9	9.9	10.0	10.6	7.9
皮肤皮下组织病	0.6	0.4	0.6	0.7	0.6
肌肉骨骼结缔组织病	2.6	1.1	2.7	2.9	3.6
其中：类风湿关节炎	0.6	0.0	0.5	0.8	1.3
先天异常	0.1	0.0	0.1	0.0	0.2
围产期疾病	0.2	0.2	0.3	0.2	0.1
损伤和中毒	6.8	7.4	6.4	6.9	6.4
其他	0.6	0.8	0.5	0.6	0.3
不详	1.1	0.9	1.4	1.1	0.9

资料来源：《中国卫生健康统计年鉴》（2013）。

从对调查地区居民疾病住院率三次调查统计结果来看，农村地区疾病住院率中，在系统层面，呼吸系统疾病、消化系统疾病、妇产科疾病三类病住院率最高，损伤和中毒的住院率也较高；而肿瘤、糖尿病的住院率在不断升高，传染病的住院率相对稳定，起伏不大。在疾病层面，妊娠、分娩病及产褥期并发症住院率高，其次依次是损伤和中毒、心脏病、急性上呼吸道感染、脑血管病、传染病、急性胃炎、胆囊疾病、高血压、肺炎、肿瘤等。

4.1.3 农村地区疾病谱对实用人才内涵的要求

农村地区门诊疾病和住院疾病类别及比例表明了农村疾病患者的卫生服务需求，也提示了医学院在人才培养过程中需要让人才掌握的重点医学知识，以及临床诊疗中所需要的诊断技能与治疗方式手段等，人才培养要充分体现农村特色。

4.1.3.1 实用人才培养要重点关注三大生理系统的相关知识

由于农村农民的生活习惯、生活水平、生存环境以及就医条件等因素，农民患病一般集中在呼吸系统、消化系统与循环系统，其他系统疾病相对较少；而由于农村田间劳作容易接触到农药毒物，以及进行体力劳动容易受到外伤等，损伤和中毒也是常见现象。因此，在乡镇卫生院医学实用人才培养过程中，要特别重视三大系统的相关知识与技能的掌握，以及急救处理等技能。

4.1.3.2 实用人才培养要重视医学知识的纵横关系

农村疾病类别及比例情况提示我们，每个生理系统的疾病基本都属于常见病与慢性非传染性疾病，很少有疑难杂症或危症和重症的诊断与治疗，即使有急危重症疾病，也需要及时转到上级医院，乡镇卫生院的诊断与治疗软硬件都不足以应对此类疾病。因此，农村门诊与住院疾病类别诊断与治疗，不需要特别高深的医学理论知识与诊断技术，只需要做好常见疾病的鉴别诊断、常规治疗以及并发症的处理，及其急危重症疾病的转诊等。因此，实用人才培养应更多注意相关理论知识的宽度，而不是追求知识深度的掌握，医学知识与临床技能的把握要注重横向面，而纵向面则适可而止。

4.1.3.3 区分相同疾病不同阶段的处置方法与技能

农村疾病种类有常见病与多发病，如急性上呼吸道感染与急性胃炎，也有难以治疗的慢性病如糖尿病与脑血管病等。一般性疾病在诊断明确后，在治疗上力求彻底治愈，而对于一些急危重症则是紧急救治处理与及时转诊，对慢性非传染性疾病做好定期复查与跟踪治疗，对于大病则要做好院后康复指导与定期检查等。实用人才的培养不同于城市一二级医院卫生人才的培养，二者在业务上是互补的关系，所以，在知识学习与技能培养上也应是错位区分开的，不应趋同或同质化。

4.1.3.4 兼顾全科医学与专科医学知识

根据调查统计情况，农村地区的发病情况较为集中，但是在住院的疾病类别中也可以看到几乎涉及了所有系统的疾病，而且小系统疾病所占全部疾病的比例也不小，所以在实用人才培养过程中，在学习重点知识的前提下，一定要特别注重知识面的广度，注重全科医学知识与技能的学习与掌握，同时还要重视部分专科知识的把握。一是因为我国广大农村地区卫生服务需求具有复杂性，人口多、分布广；二是因为我国基层医疗卫生服务体系客观条件不足，如卫生人力不足，基层医疗卫生机构不足等；三是因为基层医疗卫生机构生存需要建立特色专科，开展特色服务等。

4.2 乡镇卫生院卫生服务调查与人才内涵分析

为了深入了解我国乡镇卫生院医务人员面临的主要实际卫生问题，以及乡镇卫生院医务人员在实际工作中对医学知识、临床操作技能以及综合能力的需求情况，本课题按计划于 2013 年 7 月在河南省范围内开展了现场调研活动。在选取调查对象时，主要考虑到调查对象所处的行政区域位置、道路交通情况、区域经济状况、农民生活水平、区域内人口数量与构成成分等，分别选择 4 个地市的 12 个县作为本次调研的样本县，每个县域再分别分层抽取 3 个乡镇卫生院开展实地调研，随机选取医务人员开展问卷调查，共发放调查问卷 296 份，回收有效问卷 279 份，有效回收率为 94.3%。现对本次调研结果的分析如下：

4.2.1 调查对象的基本信息

在本次调研选取的 279 名医务人员中，从业年限最长的为 50 年，最短的为 1 年，平均年限为 15.17 ± 10.89 年。25 岁及以下 24 人，占 8.6%，26～35 岁 106 人，占 38%，36～45 岁 80 人，占 28.7%，46～55 岁 47 人，占 16.8%；调查对象男性 142 人，占 50.9%，女性 137

人，占49.1%，性别比例较平衡，有代表性（见表4－7）。

表4－7　调查对象情况

项目	内容	人数（人）	占比（%）
性别	男	142	50.9
	女	137	49.1
年龄	25岁及以下	24	8.6
	26～35岁	106	38
	36～45岁	80	28.7
	46～55岁	47	16.8
	56岁及以上	22	7.9
从事专业	临床医学	185	66.5
	护理学	40	14.4
	药学	2	0.7
	医技类	21	7.6
	预防保健	12	4.3
	管理	6	2.2
	其他	12	4.3
学历	硕士及以上	3	1.1
	本科	29	10.4
	大专	144	51.8
	中专/中技	91	32.7
	高中/技工	10	3.6
	初中及以下	1	0.4
所学专业	临床医学	178	64.5
	预防医学	2	0.7
	中医学	29	10.5
	医学技术	9	3.3
	护理学	46	16.7
	药学	4	1.4
	其他	8	2.9

续表

项目	内容	人数（人）	占比（%）
技术职称	正高	2	0.7
	副高	12	4.3
	中级	63	22.7
	初（师）级	129	46.4
	士级	47	16.9
	无职称	25	9
行政职务	院长	5	1.8
	副院长	20	7.4
	科室主任	45	16.6
	科室副主任	3	1.1
	护士长	13	4.8
	其他	24	8.9
	无	161	59.4

注：部分项目应答存在缺失值，对应比例为有效百分比。

调查对象的职业情况，临床医生 185 人，占 66.5%；护士 40 人，占 14.4%；医技人员 21 人，占 7.6%；预防保健人员 12 人，占 4.3%；管理人员 6 人，占 2.2%；以临床医生为主，兼顾了其他专业人员。

调查对象的学历情况，大专学历 144 人，占 51.8%；中专/中技 91 人，占 32.7%；本科 29 人，占 10.4%；高中/技工 10 人，占 3.6%。

调查对象所学的专业，临床医学 178 人，占 64.5%；护理学 46 人，占 16.7%；中医学专业 29 人，占 10.5%。

调查对象的技术职称情况，正高 2 人，占 0.7%；副高 12 人，占 4.3%；中级 63 人，占 22.7%；初（师）级 129 人，占 46.4%；士级 47 人，占 16.9%；无职称 25 人，占 9%。职称比例较为符合乡镇卫生院职称结构比例实际情况。

调查对象的行政职务情况，无任何职务的人员 161 人，占 59.4%；科室主任 45 人，占 16.6%；院长与副院长 25 人，占 9.2%。

4.2.2 接诊频率较高的前20位疾病病种及诊疗所需技术手段

4.2.2.1 接诊频率高的疾病种类调查分析

通过现场调查，本书获取了乡镇卫生院医务人员在工作中经常接触到的疾病种类，并请临床医师按照ICD－10对所有疾病进行了标准编码，以便统计分析。在所有调查对象列出的883条常见病记录中，脑血管病共计有140条，占总数的15.9%，成为乡镇卫生院医务人员最常接触到的病种；而前20位常见病种的应答频率占到了总数的87.1%（见表4－8）。

表4－8 乡镇卫生院接诊疾病类别调查统计情况

序号	ICD代码	代码含义	频率（条）	百分比（%）	累计百分比（%）
1	I60	脑血管病	140	15.9	15.9
2	I20	缺血性心脏病	95	10.8	26.6
3	I10	高血压	89	10.1	36.7
4	K20	食管、胃和十二指肠疾病	48	5.4	42.1
5	E10	糖尿病	47	5.3	47.5
6	J00	急性上呼吸道感染	44	5.0	52.4
7	N70	女性盆腔器官炎性疾病	44	5.0	57.4
8	J40	慢性下呼吸道疾病	41	4.6	62.1
9	J10	流行性感冒和肺炎	31	3.5	65.6
10	K35	阑尾疾病	26	2.9	68.5
11	D00	原位肿瘤	23	2.6	71.1
12	D10	良性肿瘤	20	2.3	73.4
13	T08	躯干、四肢或身体未特指部位的损伤	19	2.2	75.5
14	K40	疝	17	1.9	77.5
15	I30	其他类型的心脏病	16	1.8	79.3
16	K00	口腔、涎腺和颌疾病	16	1.8	81.1
17	N80	女性生殖道非炎性疾患	14	1.6	82.7
18	S30	腹部、下背、腰椎和骨盆损伤	14	1.6	84.3
19	K80	胆囊、胆道和胰腺疾患	13	1.5	85.7
20	A00	肠道传染病	12	1.4	87.1

4.2.2.2 乡镇卫生院诊疗工作常见的疾病对人才内涵的启示

从消化系统、呼吸系统、循环系统、内分泌系统、运动系统、神经系统到泌尿系统，各大系统都存在常见疾病，但是疾病频率相差较大，从12例到114例；疾病性质也有轻重缓急之分，上述调查说明了乡镇卫生院疾病诊疗的范围较广，其中有些疾病的类别差别较大。因此，在医学实用人才培养上，不仅要注重知识面的广度，还要清晰地知道农村卫生服务所需要的医学知识与临床技能的重点。

调查结果显示，乡镇卫生院接触频率较高的脑血管病、缺血性心脏病、急性上呼吸道感染等前九位疾病，频率明显高于后面疾病类别，并且与前面调查统计结果较为接近，这些数据提示医学院校在医学实用人才培养过程中，应把几大系统常见的疾病相关的生理学、人体解剖学、病理学与病理生理学和诊断学理论知识，以及临床治疗的手段与技能视为重点，而其他疾病则应作为次重点来对待。

调查过程中发现，出现的重大疾病主要有糖尿病、脑血管病以及恶性肿瘤等，可能是乡镇卫生院初步诊断水平提高了，及时发现了此类疾病，也可能是这些重大疾病的院后跟踪治疗与康复指导需要乡镇卫生院的服务。因此，乡镇卫生院医学实用人才的培养还应重视重大疾病的预防、初步诊断、跟踪治疗与康复指导等相关知识与技能等。

4.2.2.3 常用关键技术统计与主要治疗手段

在对乡镇卫生院医务人员接触的常见病进行统计的基础上，本书对调查对象在常见病的诊疗过程中经常使用的关键技术手段进行了调查。在所有调查对象列出的共计1199条常用关键技术手段中，口服药物共计有174条，占总数的14.5%，成为乡镇卫生院医务人员在常见病的诊疗过程中最经常使用的关键技术；前20位常用技术的频率也占到总数的78.5%，基本上代表了乡镇卫生院医务人员在医疗卫生服务过程中常用的诊疗技术（见表4－9）。

表 4 –9　乡镇卫生院接诊疾病诊断技术统计情况

序号	技术项目	频率（条）	百分比（%）	累计百分比（%）
1	口服药物	174	14.5	14.5
2	心电图	118	9.8	24.4
3	脑 CT	96	8.0	32.4
4	生化检查	84	7.0	39.4
5	B 超	63	5.3	44.6
6	血 RT	50	4.2	48.8
7	彩超	46	3.8	52.6
8	X 线片	41	3.4	56.0
9	静脉输液	37	3.1	59.1
10	胸部 X 线片	36	3.0	62.1
11	手术	35	2.9	65.1
12	胃镜	25	2.1	67.1
13	BP 监测	23	1.9	69.1
14	体格检查	20	1.7	70.7
15	物理治疗	19	1.6	72.3
16	CT	17	1.4	73.7
17	局部用药	17	1.4	75.1
18	测血糖	14	1.2	76.3
19	血流变检查	14	1.2	77.5
20	针灸	12	1.0	78.5

对乡镇卫生院医务人员在医疗卫生服务过程中所采用的主要治疗手段的调查结果中，以药物为主要治疗手段的频数为 712 条，占 71.3%，占比较大；以手术作为治疗手段的频数仅有 151 条，占 15.1%，占比较小；中医技术手段的频数为 65 条，仅占 6.5%；而只做简单处理的频数为 32 条，占 3.2%，采取其他手段的占比为 3.5%，另外，还有不清楚怎么处理的，占 0.3%（见表 4 –10）。

表 4-10 乡镇卫生院接诊疾病主要治疗手段统计情况

主要治疗手段	频数（次）	占比（%）
药物	712	71.3
手术	151	15.1
中医技术	65	6.5
简单处理	32	3.2
其他	35	3.5
不清楚	3	0.3
总计	998	100.0

4.2.2.4 常用关键技术手段对医学实用人才培养的启示

乡镇卫生院对常见疾病的常用关键技术主要集中在超声、X 线片、生化检查、心电图以及 CT 等一般诊断技术，还有体格检查、生命体征的测量等基本手段等；治疗技术则主要有口服药物、静脉输液、手术、针灸等基本技术。上述结果表明，乡镇卫生院的诊疗技术属于基本医疗层次，难度小，容易掌握，实用人才的培养需要重视最基本的诊疗知识与操作技能，但需要熟练掌握。

在主要治疗手段中，药物治疗占有绝对的优势，而手术治疗与中医治疗则占比很小，一方面反映了乡镇卫生院治疗手段单一，另一方面反映了乡镇卫生院在卫生服务体系中的职责，对疑难杂症的有效处理手段是及时转诊。因此，在实用人才培养过程中，既要普及农村疾病常用药物的相关知识，也要加强对中医知识与技术的学习与掌握，为农民提供灵活多样、与其经济能力相适应的服务手段与方式；特别是在诊断手段上，可中西医技术并用，选择有效、经济、可靠的检查方式。

4.2.2.5 常见病的总体治疗效果

在乡镇卫生院对于常见病的治疗效果的调查中，认为对于疾病的治愈率或控制率大于 80% 的频数为 438 次，占 50.2%；认为对于疾病的治愈率或控制率大于 50%，但小于等于 80% 的频数为 300 次，占 34.4%；认为对于疾病的治愈率或控制率大于 20%，但小于 50% 的频数为95次，占10.9%；认为对于疾病的治愈率或控制率小于等于20%的频数为13次，占1.5%；对疾病的治愈率或控制率不清楚的占3.0%（见表4－11）。

表4－11 乡镇卫生院接诊疾病治疗效果情况

总体治疗效果	频数（次）	占比（%）
治愈率或控制率＞80%	438	50.2
50%＜治愈率或控制率≤80%	300	34.4
20%＜治愈率或控制率≤50%	95	10.9
治愈率或控制率≤20%	13	1.5
不清楚	27	3.0
总计	873	100.0

4.2.2.6 乡镇卫生院接诊疾病的处理效果对医学实用人才培养的启示

从统计结果看，疾病的治愈率或控制率大于80%的，只能达到所占疾病总量的50%，对疾病的总体治疗效果较差的疾病占比也较小。说明半数疾病在乡镇卫生院能得到很好的治疗或控制，还有半数疾病是得不到治疗或有效控制的，是需要进行转诊的；对实用人才的培养，既要进一步提高其对常见病的治疗水平，缓解农民患者的疾苦，降低患者转诊高额医疗费用，也要注意乡镇卫生院在基层医疗卫生服务体系中的职能定位，提高急危重症的诊断与转诊能力。

4.2.3 乡镇卫生院医生医疗服务的关键技能掌握概况

4.2.3.1 常用关键技术或项目的功能类别

调查对象日常医疗卫生服务工作中，对疾病诊疗所采用的关键技术和项目共有568项，其中属于诊断类别的技术项目有397项，占总体项数的69.9%；属于治疗类别的关键技术项目共计171项，占总体项目数的30.1%（见表4－12）。

表 4-12　乡镇卫生院疾病诊疗项目情况统计

功能类别	频数（项）	占比（%）
诊断	397	69.9
治疗	171	30.1
总计	568	100.0

4.2.3.2　掌握常用关键技术的难易程度及原因分析

在调查对象列出的核心技术和项目中，自认为关键技术掌握非常困难和较困难的共有107项，占总体的20.3%；认为关键技术掌握较容易和非常容易的共有189项，占总体的36.0%；认为关键技术掌握难度为一般的为230项，占总体的43.7%（见表4-13）。

表 4-13　乡镇卫生院疾病诊疗技术掌握情况

难易程度	频数（项）	占比（%）
非常困难	29	5.5
较困难	78	14.8
一般	230	43.7
较容易	134	25.5
非常容易	55	10.5
总计	526	100.0

在总体分析的基础上，按照功能类别分析掌握关键技术项目的难易程度，结果表明，调查对象认为掌握非常困难和较困难的诊断技术项目共有76项，占总体的21.1%，认为掌握非常困难和较困难的治疗技术项目共有25项，占总体的16.0%；认为掌握较容易和非常容易的诊断项目共有139项，占总体的38.6%，认为掌握较容易和非常容易的治疗技术项目共有46项，占总体的29.5%（见表4-14）。

表4-14　乡镇卫生院诊疗技术分类统计情况

难易程度		频数（项）	占比（%）
诊断技术项目	非常困难	21	5.8
	较困难	55	15.3
	一般	145	40.3
	较容易	96	26.7
	非常容易	43	11.9
治疗技术项目	非常困难	5	3.2
	较困难	20	12.8
	一般	85	54.5
	较容易	36	23.1
	非常容易	10	6.4

关于关键技术掌握困难的原因，认为是理论知识掌握不够的频数为76，占总体的16.4%；认为是缺乏系统培训的频数为145，占总体的31.3%；认为是医疗设施受限的频数为196，占总体的42.2%（见表4-15）。

表4-15　乡镇卫生院诊疗技术掌握困难原因分析

困难原因	频数	占比（%）
理论知识掌握不够	76	16.4
缺乏系统培训	145	31.3
医疗设施条件受限	196	42.2
其他	47	10.1
总计	464	100.0

4.2.3.3　关键技术水平对医学实用人才培养的启示

乡镇卫生院关键技术中诊断类别的占比明显高于治疗类别，因此，在实用人才培养过程中，更侧重于基层医疗服务中诊断性临床专业技能的培养，特别是乡镇卫生院接诊中常用的诊断技术的掌握，要结合基层临床工作的实际情况加强后期临床培训。

诊疗技术的难易程度中，占绝大比例的技术一般难度不大，易于掌握；难度较大与难以掌握的技术所占比例不到 10%，调查结果说明，基层卫生服务中，实用人才要掌握基层卫生服务的知识与专业技能并不困难。实用人才的培养以适应实际需要为主，不需要把培养重点放在难度大、较复杂的技术上，因为高难度的技术手段在乡镇卫生院适用范围较小，实际应用价值小。

关键技术掌握困难的原因统计结果表明，乡镇卫生院的医疗设施条件有限，卫生人员没有受到系统的专业技能培训，而且对理论知识掌握不够。因此，在实用人才培养过程中，对于乡镇卫生院可能不具备工作条件的诊疗技术与手段，可区别对待，不能作为重点对待；而对于实用人才没机会接受培训或理论知识掌握不系统的诊疗技术，则需要加强对其进行训练或培养，不能因为培养目标设计失误而造成毕业生知识结构缺陷，工作以后被迫二次回炉进行补课教育。

4.2.4 乡镇卫生院医生应具备的综合能力与素质

根据前文所述的知识、能力与素质的关系，以及《全球医学教育最低基本要求》《中国本科医学教育标准》，参考美国医学会（AAMC）的《为 21 世纪培养医生》与《美国医学教育的未来方向》等报告中提出的医学生需要满足社会期望的目标等，总结出医学生应具备的综合能力与素质，主要包括语言表达能力、部门管理能力、人际交往能力、自我学习能力、团队协作能力、工作计划制订与执行能力等。设计调查问卷，就工作中的实际需求程度分为必要、较需要、一般需要、较少需要四个标准，就工作中个人掌握情况分为完全掌握、部分掌握、一般掌握、未掌握四个标准，对乡镇卫生院医务工作者进行调查。

4.2.4.1 语言表达能力

调查对象认为在实际工作中语言表达能力有必要的有 201 人，占总体的 74.7%，认为较需要的有 53 人，占总体的 19.7%；而认为语言表达能力一般需要的仅有 15 人，占总体的 5.6%，特别是认为较少需要的为 0 人。语言表达能力的重要性已为绝大多数人所认识。

但是在实际工作中认为已完全掌握语言表达能力的仅有 87 人，占总体的 33. 9%；认为自己部分掌握的有 96 人，占总体的 37. 4%；认为掌握水平一般的有 73 人，占总体的 28. 4%。上述三种情况较为平均，与认为实际需要情况相比，语言表达能力需要进一步提高。

4. 2. 4. 2　部门管理能力

调查对象认为在实际工作中部门管理能力有必要的有 83 人，占总体的 31. 7%，认为较需要的有 87 人，占总体的 33. 2%；而认为部门管理能力一般需要的仅有 83 人，占总体的 31. 7%，特别是认为较少需要的为 9 人，仅占总体的 3. 4%。乡镇卫生院多数医务人员认为部门管理能力对一个医务人员来说是有必要的。

在实际工作中认为已完全掌握部门管理能力的仅有 24 人，仅占总体的 9. 6%；认为自己部分掌握部门管理能力的有 91 人，占总体的 36. 3%；认为掌握水平一般的有 114 人，占总体的 45. 4%。近半数人员认为自己的部门管理能力有待进一步提高，认为自己部门管理能力能够满足工作需要的仅有不到 1/10 的人。

4. 2. 4. 3　人际交往能力

调查对象认为在实际工作中人际交往能力有必要的 160 人，占总体的 59. 9%，认为较需要的有 72 人，占总体的 27. 0%；而认为人际交往能力一般需要的仅有 32 人，占总体的 12. 0%，特别是认为较少需要的为 3 人，仅占总体的 1. 1%。乡镇卫生院几乎所有的调查对象都认为人际交往能力对一个医务人员来说是有必要的。

在实际工作中认为已完全掌握人际交往能力的仅有 71 人，仅占总体的 28%；认为自己部分掌握人际交往能力的有 89 人，占总体的 35. 0%；认为掌握人际交往能力水平一般的有 91 人，占总体的 35. 8%。近 3/4 的人认为个人的人际交往能力有待进一步提高，认为自己此项能力能够满足工作需要的人员仅有不到 1/3。

4.2.4.4　自我学习能力

调查对象认为在实际工作中自我学习能力有必要的为 193 人，占总体的 72.0%，认为较需要的为 51 人，占总体的 19.0%；而认为自我学习能力一般需要的仅有 24 人，占总体的 9.0%，特别是认为较少需要的为 0 人。乡镇卫生院多数医务人员认识到了自我学习能力的重要性，而没有一个人认为自我学习能力的需求是较少的。

在实际工作中认为已完全掌握自我学习能力的仅有 94 人，仅占总体的 36.6%；认为自己部分掌握自我学习能力的有 84 人，占总体的 32.7%；认为掌握自我学习能力水平一般的有 78 人，占总体的 30.4%。认为自我学习能力能够满足工作需要的有 1/3 多点，而认为自我学习能力需要进一步提高的人员则超过半数。乡镇卫生院医务人员的自我学习能力有待提高。

4.2.4.5　团队协作能力

调查对象认为在实际工作中团队协作能力有必要的 192 人，占总体的 72.2%，认为较需要的为 57 人，占总体的 21.4%；而认为团队协作能力一般需要的仅有 17 人，占总体的 6.4%，特别是认为较少需要的为 0 人。乡镇卫生院多数医务人员认识到了团队协作能力的重要性，而没有一个人不认为团队协作能力对一个医务工作人员来说是不必要的。

在实际工作中认为已完全掌握团队协作能力的仅有 95 人，仅占总体的 37.4%；认为自己部分掌握团队协作能力的有 84 人，占总体的 33.1%；认为掌握团队协作能力水平一般的有 74 人，占总体的 29.1%，而认为未掌握团队协作能力的仅有 1 人，占总体的 0.4%。认为自己团队协作能力能够满足工作需要的有 1/3 多点，而认为团队协作能力需要进一步提高的人员将近 3/4，与乡镇卫生院医务人员对团队协作能力的认识相比，医务人员的这种能力有待提高。

4.2.4.6 工作计划制订与执行能力

调查对象认为在实际工作中工作计划制订与执行能力有必要的161人，占总体的62.2%，认为较需要的为64人，占总体的24.7%；而认为工作计划制订与执行能力一般需要的仅有30人，占总体的11.6%，特别是认为较少需要的为4人，仅占总体的1.5%。乡镇卫生院多数医务人员认为工作计划制订与执行能力有必要，而很少的一部分人认为工作计划制订与执行能力的需求是较少的。

在实际工作中认为已完全掌握工作计划制订与执行能力的仅有80人，仅占总体的32.4%；认为自己部分掌握工作计划制订与执行能力的有78人，占总体的31.6%；认为掌握工作计划制订与执行能力水平一般的有83人，占总体的33.6%；认为未掌握的有6人，占总体的2.4%。仅有不到1/3的人员认为自己工作计划制订与执行能力能够满足工作需要，而认为工作计划制订与执行能力需要进一步提高的人员则超过半数。相对于98.5%的乡镇卫生院医务人员认为此项能力对实际工作有必要来说，67.6%的人员认为此项能力不能满足实际工作的需求，因此，乡镇卫生院医务人员的工作计划制订与执行能力有待提高（见表4-16）。

表4-16 乡镇卫生院医生综合能力情况

综合能力与素质	实际需求程度	频数	占比（%）	个人掌握水平	频数	占比（%）
语言表达能力	必要	201	74.7	完全掌握	87	33.9
	较需要	53	19.7	部分掌握	96	37.4
	一般	15	5.6	一般	73	28.4
	较少	0	0.0	未掌握	1	0.4
部门管理能力	必要	83	31.7	完全掌握	24	9.6
	较需要	87	33.2	部分掌握	91	36.3
	一般	83	31.7	一般	114	45.4
	较少	9	3.4	未掌握	22	8.8

续表

综合能力与素质	实际需求程度	频数	占比（%）	个人掌握水平	频数	占比（%）
人际交往能力	必要	160	59.9	完全掌握	71	28.0
	较需要	72	27.0	部分掌握	89	35.0
	一般	32	12.0	一般	91	35.8
	较少	3	1.1	未掌握	3	1.2
自我学习能力	必要	193	72.0	完全掌握	94	36.6
	较需要	51	19.0	部分掌握	84	32.7
	一般	24	9.0	一般	78	30.4
	较少	0	0.0	未掌握	1	0.4
团队协作能力	必要	192	72.2	完全掌握	95	37.4
	较需要	57	21.4	部分掌握	84	33.1
	一般	17	6.4	一般	74	29.1
	较少	0	0.0	未掌握	1	0.4
工作计划制订与执行能力	必要	161	62.2	完全掌握	80	32.4
	较需要	64	24.7	部分掌握	78	31.6
	一般	30	11.6	一般	83	33.6
	较少	4	1.5	未掌握	6	2.4

注：部分项目应答存在缺失值，对应比例为有效百分比。

4.2.4.7 综合能力评价与掌握情况对医学实用人才培养的启示

乡镇卫生院医生对六种能力的评价情况较为接近，70%以上的调查对象认为语言表达能力、自我学习能力与团队协作能力是必要的，并且自认为对上述三项能力掌握程度不到工作实际需要的40%；相当一部分人认为部门管理能力不属于必要的，基本上可有可无；60%左右的调查对象认为工作计划制订与执行能力、人际交往能力有必要。

因此，在乡镇卫生院医学实用人才培养过程中，人才内涵的能力方面要注重语言表达、自我学习、团队协作三项能力的培养，这是基层卫生服务中最需要的能力；而工作计划制订与执行能力、人际交往能力没有受到基层医生足够的重视，这可能与乡镇卫生院目前接诊量有关，也可能与封闭式的工作方式有关，因为工作计划制订与执行能力是高质量完成工作任务的前提条件，人际交往能力则是创造适宜工作环境的重要条件，人才培养过程中这两项能力的培养可能是个新领域，需要给予足够的重视；部门管理能力没有被大部分医生认可，说明多数医生持业务做好、不问政事态度，认为管理只是行政领导的职责，与自己不相干，但是部门管理能力是业务骨干必须具备的，因为部门业务管理也是管理的一部分，是部门业务水平提高、培养新人、特色业务薪火相传的必要条件，因此，在实用人才培养过程中必须认真对待。

无论是《中国卫生健康统计年鉴》数据分析的农村疾病谱信息，还是乡镇卫生院接触频率较高的疾病类别调查信息，都表明了农村地区患者就诊疾病类别较为集中，这为实用人才培养中人才内涵设计提供了极有价值的参考，表明了人才内涵中知识的构成模块、成分比重以及培养内容，也说明了人才培养中知识与技能的比重关系；而乡镇卫生院的调查信息还说明了诊断与治疗技术手段的关系、技术手段的重点与难点所在，以及难以掌握的原因，不同难度程度技术的实际应用价值；根据《全球医学教育最低基本要求》《中国本科医学教育标准》以及《为21世纪培养医生》与《美国医学教育的未来方向》调查的六项能力结果，提示了实用人才培养中六项能力在乡镇卫生院医生中的认可度与实际掌握程度等，也为实用人才框架设计提供了有用的参考意见。

5　乡镇卫生院医学实用人才内涵的框架构建

乡镇卫生院医学实用人才的培养需要遵循教育学的规律，人才内涵结构设计要根据人才培养目标，分析乡镇卫生院功能定位，充分考虑岗位职责与业务内容，参照国内外医学教育标准与要求，这样乡镇卫生院医学实用人才（以下简称“实用人才”）才能更好地适应农村地区医疗卫生环境，满足农民的卫生服务需求。

5.1　实用人才内涵框架模型的提出

根据人才结构理论、KAQ 培养模式理论、人才培养模式理论，结合本书前期的文献查阅和对乡镇卫生院的实地调查总结与分析结果，在实用人才内涵分析的指导下，依据人才个体构成要素及各要素的功能与相互间的内在联系，设计实用人才内涵指标体系的框架模型示意图，模型示意图更直观、形象地展示了框架构成成分与功能，将指导实用人才内涵指标体系内容的设计与研究。

5.1.1　人才结构的构成要素

根据人才结构理论与 KAQ 培养模式理论，个体人才结构主要由知识、能力与素质构成。如果把一个人看作一个整体，那么知识就好比是人各种活动的发动机燃料，是人个体活动的基本物质基础；能力是知识功能的体现，是把知识燃料转化为动能的发动机，保证发动机的正常运转；素质是保证人活动方向的方向盘，保证人是在用能力做着正确的事情。

5.1.2 实用人才内涵框架模型示意图的构想

人才构成要素有主要的燃料部分，有动力提供部分，还有方向控制部分。人们熟悉的飞机也由三部分构成，即机身、机翼与尾翼，机身是一架飞机的主要构成部分，代表了飞机的主体，机翼是飞机的发动机所在部位，也可以说是飞机的动力部位，代表了动力，而尾翼是控制飞机方向与平衡的部位，是飞机正确飞行方向的保障部位，代表了方向。

本书将实用人才构成的三要素分别对应飞机的三个构成部分，其中机身代表知识、机翼代表能力、尾翼代表素质。机身代表知识，体现了知识是实用人才内涵构成的主体部分；机翼代表能力，体现了能力是实用人才发挥功能与作用的动力；尾翼代表素质，体现了实用人才要正确地发挥功能与作用需要有方向上的保证（见图 5－1）。

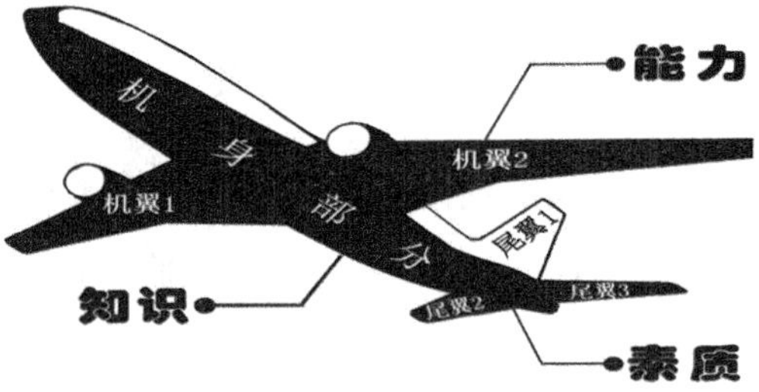

图 5－1 实用人才内涵框架模型示意图

5.2 实用人才内涵指标体系的构建思路

在理论梳理与调查研究的基础上，根据实用人才内涵框架模型示意图对各要素地位与功能的指导，设计三个层级的指标体系，从而形成实用人才内涵框架下的指标体系。

5.2.1 一级指标体系的构建依据

基本理论依据。在人才单体结构理论 KAQ 理论（“知识—能力—素质”理论）指导下，分别以知识、能力、素质三要素为理论依据，研究人才结构三要素的基本概念、构成成分以及三者之间的内在逻辑关系，对乡镇卫生院医学人才的单体结构进行思考、分析与总结；同时，参考教育学关于人才培养目标理论，来确定人才内涵的框架及内容。

行业内在要求。三要素关系处理上考虑行业内在的要求，即医学教育对医学生道德教育的重要性。一是职业道德教育的严格性，如在世界各地对医生的尊重由来已久[82-85]，职业道德教育应受到重视；二是医生应具备的职业道德也是行业的内在要求，新医学模式要求医生以“患者”为中心，患者不仅具有生物体属性，更是一个具有心理属性与社会属性的人[86-88]；三是人的生存权是最基本的权利，医生必须对人的生命与生命质量负责，所以医生的职业道德应该被提到至高无上的高度[89-91]。

课题研究自身需求。KAQ 理论是用来指导人才结构的普遍理论，医学人才培养需要分析三要素功能及比重关系，以及高等教育学的规律；人才内涵指标设计过程中既要考虑各项指标的代表性，也要考虑指标体系的数量，以免指标体系过于庞大而影响研究结果的精准性。因此，根据前期文献资料的研究与总结，对人才结构三个要素的分解情况是：素质结构分为品质结构与个性结构，品质结构主要由思想政治品德、职业品德、一般品德三部分构成，个性结构主要包括个体心理意向与个体心理特征，根据人才培养模式理论和本课题研究的需要，将素质结构设定为职业道德、社会道德和个体心理素质三项；知识结构应包括基本理论知识、专业基础知识以及特定领域的专门知识，根据研究需要把知识结构设定为工具性知识、基础医学知识、临床专业知识、农村常见病诊疗技术知识、农村公共卫生知识五类；能力结构是指人才自身所具备的各种能力的内容与组合方式，本书以功能划分为依据，把能力结构设定为认知能力、操作能力和社交能力三项。

5.2.2 二级指标体系的构建依据

国内外医学教育标准。对二级指标进行分解是以《全球医学教育最低基本要求》、美国《为 21 世纪培养医生》、《中国本科医学教育标准》等为参考依据；充分考虑国际医学教育标准内容的科学性、条款内容的可操作性[92-93]，结合国内医学教育标准的本土特性等，充分体现医学教育的基本要求，以此为理论依据对二级指标进行分解。

医疗行业自身规律。二级指标体系的建立也应充分考虑医学人才培养规律与卫生行业内部要求，乡镇卫生院功能定位、医生岗位职责、卫生服务内容，也是医学教育目标设定依据的重中之重。首先，基层卫生人才的培养，其实际应用价值与实用性是必须考虑的；其次，在医学专业基础课与专业课关系的处理上，由于新医学模式要求医学生必须具备宽厚的医学基础知识，二级指标体系中知识内涵的设计应注重农村基层卫生服务中内涵结构成分的重要性，恰当设置临床专业技能与医学知识及相关学科知识的比例。

教育学人才培养理论。人才培养目标要求医学人才培养应是专业理论知识与人文社科素质并重的教育，如现代医学学生培养要求“宽口径、厚基础”，以适应社会对医生的高标准、多样化的服务需求[94-95]；医学知识体系内在要求，在掌握自然科学知识的前提下，学习医学基础知识，然后才能继续学习医学专业知识，同时要兼修人文与社会科学知识[96]。这也是医学教育的经验总结。医学院校的人才培养方案各有特色，在课程体系设计上都体现了各个知识模块的必要性与重要性，许多人才培养方案提出了全球医学毕业生必须掌握医学科学基础知识、临床技能、群体健康和卫生系统等知识，不仅应掌握临床医学专业的课程内容，还应掌握保健康复知识，以及流行病学、卫生事业管理学等方面的知识。因此，二级指标设计应注重实用人才知识结构的合理性，特别是要体现岗位特色的专业知识与临床技术指标的选择。

5.2.3 三级指标体系的构建依据

行业人才标准的具体要求。三级指标体系的内容设计依然要体现出《全球医学教育最低基本要求》、美国《为21世纪培养医生》、《中国本科医学教育标准》对人才培养的要求。随着时代的变迁，卫生行业对卫生人才标准的要求会有新的变化，所以指标体系也应体现出时代的要求，如医学信息能力培养与知识掌握，以及卫生需求个性化趋势对治疗方案制定能力的要求等。

医学教育基本要求。要求医学生必须掌握“三基”对指标体系设计的要求，必须设计出与基础知识、基本技能与基本素质等要素相对应的指标内容；医学课程体系具有内在联系，在知识传授与能力培养过程中应侧重确定各指标之间的比重。

调研结果的指导作用。人才培养与社会需求相符合，本书前期的调查结果总结了乡镇卫生院主要业务内容、诊治关键技术手段、掌握常用技术困难的原因以及农村疾病谱等，这是本课题研究的重要一步，对人才培养的供需结合起到直接的指导作用。调查结果表明，乡镇卫生院卫生人才培养的实用性来自农村农民的具体卫生服务需要；总结了乡镇卫生院医生诊疗服务中需要的技术与手段，为医学教育的人才培养内容提供最直接的依据；对各类技术与手段进行分类，提示了医学教育人才内涵构成成分的地位轻重与作用大小，为医学教育课程内容的设定提供有力依据；通过对医生知识、能力与素质的调查，总结了卫生人才现实情况与理想状态间的差距，为乡镇卫生院卫生人才的继续教育提供有效的参考信息。在三级指标设计过程中要体现人才的农村特色与基层岗位需求等。

医学教育教学方式的影响。现代医学教育要求要充分调动学生的积极性与主动性，如大力倡导将课堂授课形式转变为小组讨论式学习方式，教学模式要求充分利用 PBL 模式，以强化临床操作技能的培养，高标准的教学效果不能仅靠“标准病人”“情景模拟”以及“模拟医院”，需要在教学医院才能完成，必须有真正的环境与病例才能完成教学任务[97]；特别是高层次医学人才的培养，医学研究生的培养全是在教学医院或医疗科研机构完成的[98][99]，因此，教育教学理论与观念对人才内涵三要素的侧重点会发生新的倾向性改变，医学生对医疗服务环境的适应能力培养就是一个新倾向。

医学教育实践性的要求。医学人才培养极其严格的专业性要求、极其强烈的就业指向性决定了在培养过程中必须要把握职业教育的导向性，处理好理论教学与实践教学的关系，强化实践操作技能的培养等。医学教育具有实践性，一是师资上，授课人员的临床经验、言传身教的教学效果都是其他专业人员不能取代的[100]；二是教学形式上，要求学生早接触临床，接触临床环境能够激发医学生兴趣、培养同情心与关爱心、熟悉未来工作环境与程序的作用是其他手段不能替代的[101]。人才培养过程中侧重于实践教学部分，因此在设计指标体系时会增加实践教学成分，以培养学生临床操作技能等。

国际医学教育研究的影响。各个国家和地区对医学教育的研究成果，对医学教育改革起到了一定的推动作用，所以人才内涵的塑造离不开国内外医学教育研究新成果的指导，三级指标内容的设计需要关注医学教育的改革，如英美等国家对专业课程进行改革，打破课程间的壁垒，实现课程融合，融合医学实验课程，放宽对新课程的限制条件[102-104]，培养学生的临床适应能力，国际上新建立的医学课程体系对于人才内涵的分析有很大的借鉴作用。

5.3 构建实用人才内涵指标体系

5.3.1 人才内涵指标的初步构建

5.3.1.1 文献信息与调查信息总结与回顾

以知识、能力、素质三者的关系为指导，参考前期对查阅的文献资料的分析与总结，构建实用人才内涵指标体系。这些资料主要包括：一是《全球医学教育最低基本要求》阐述了对医学毕业生在职业价值态度、科学基础、临床技能、群体保健、批判性思维、沟通技能与信息管理七个领域内的要求；二是《中国本科医学教育标准》提出了临床医学专业毕业生应达到的思想道德与职业素质目标、知识目标与技能目标，共有35项具体的要求；三是医学教育在人才培养目标、培养规格以及课程体系上的改革趋势；四是前期进行的乡镇卫生院常见疾病类别与诊治技术与手段调查的总结，梳理出乡镇卫生院医生在知识、能力与素质等方面的需求。

5.3.1.2 课题组成员构成

在乡镇卫生院医学实用人才内涵指标内容形成初稿后，组织课题组成员进行讨论。课题组成员主要由医学教育专家、医学教学管理人员、医学基础课教师、医学院附属医院主要科室的临床医生、卫生行政管理人员以及卫生管理学博士等组成，共15人，对指标体系进行了三轮的讨论。

5.3.1.3 课题组的讨论与结果

第一轮讨论确定了三级指标体系的整体结构。经课题组成员讨论，将一级指标确定为“知识、能力、素质”三要素分解后的11项要求，并在11项指标下讨论了二级指标体系的设定。

第二轮讨论对二级指标的内容进行修订。课题组成员对指标体系提出三方面的问题：一是对知识部分的操作技能与能力部分指标界定不清提出疑问；二是部分二级指标表述过于宏观，建议修正；三是二级指标数量过多，建议删除一部分。

第三轮确定指标体系初稿。在前两轮讨论的基础上，拟定出指标体系的意见稿，形成完整的三级指标体系架构，再次经过小组讨论，最终达成共识，并以问卷的形式，由课题组成员对各项指标进行评价，评价意见基本一致，确定指标体系的初稿。指标体系以知识、能力、素质三要素理论为依据，一级指标确定为11项，二级指标确定为29项（见表5-1），三级指标确定为101项。

表 5-1　实用人才个体结构一、二级指标体系

一级指标	二级指标
1. 良好的职业道德	1.1　正确的世界观、人生观、价值观
	1.2　以患者为中心的服务意识
	1.3　正确的工作态度
2. 良好的社会道德	2.1　优良的法律意识与法制观念
	2.2　与人为善，文明待人，相互尊重
	2.3　树立正确的伦理观念
3. 健康的个体心理素质	3.1　正确的学习观念
	3.2　正确的行业观念
	3.3　良好的专业心理特征
4. 工具性知识	4.1　掌握人文社会科学知识
	4.2　掌握一定的自然科学知识，熟练地运用于医学理论学习与实践中
5. 专业基础知识	5.1　人体正常结构和功能
	5.2　人体疾病状态下的结构和功能
	5.3　农村常用药物的使用
6. 临床专业知识	6.1　基层医疗卫生服务知识
	6.2　农村保健与康复知识
7. 农村常用基本诊疗技术	7.1　常用的基本操作
	7.2　诊断检查技术及检查结果的解释
8. 农村卫生知识	8.1　农村疾病控制
	8.2　农村家庭诊疗服务
	8.3　农村公共卫生管理
9. 良好的职业操作能力	9.1　病史采集及相关信息获取的能力
	9.2　病情分析与治疗方案选择的能力
10. 良好的认知能力	10.1　获取医学知识、信息的能力
	10.2　较强的判断能力
	10.3　临机应变能力
11. 良好的社交能力	11.1　良好的交流沟通能力
	11.2　良好的表达能力
	11.3　部门管理能力

5.3.2 采用德尔菲咨询法评价指标体系

5.3.2.1 咨询专家的选取原则与人口学特征

根据德尔菲法的专家选取原则，选取了30名专家进行咨询，在职业上，涵盖了医学院校附属医院临床医生、医学教学管理者、医学教育研究者、医学院校的专业教师、卫生行政管理部门管理者等与农村卫生服务紧密相关的五类人才作为专家；在地域上，专家主要来自北京、上海、重庆、广东、陕西、河南、宁夏、浙江、贵州、湖南、湖北、河北、江苏13个省份，既有经济发达的东南地区，也有中原地区，还有较为发达的中西部地区，以及偏远的西南地区与西北地区；既有医学院校的附属医院，也有社会一般医院，还有基层的乡镇卫生院。

在咨询的30名专家中，26~35岁的占16.7%，36~45岁的占33.3%，46~55岁的占30%，56岁以上的占20%；女性占70%，男性占30%；临床医生占30%，教学管理者占23.3%，专业教师占23.3%，医学教育研究者占16.7%，卫生行政管理者占6.7%；从业年限5年以下的占10%，5~10年的占10%，10~20年的占23.3%，20~30年的占33.4%，30年以上的占23.3%；学历方面，拥有博士学历的占46.7%，硕士占23.3%，本科占26.7%，大专占3.3%；正高职称者占66.8%，副高职称者占13.3%，中级职称者占13.3%，初级职称者占3.3%，无职称者占3.3%；医学教育研究者占16.7%，教学管理者占23.3%，卫生行政管理者占6.7%，乡镇临床医生占30%，专业教师占23.3%；50%的专家对临床医学教育工作熟悉，40%的专家对其比较熟悉，10%的专家对其了解（见表5-2）。

表5-2 选取专家的人口学特征

项目	类别	人数（人）	占比（%）
性别	男	9	30
	女	21	70

续表

项目	类别	人数（人）	占比（%）
职业	教学管理者	7	23.3
	医学教育研究者	5	16.7
	临床医生	9	30
	专业教师	7	23.3
	卫生行政管理者	2	6.7
职称	初级	1	3.3
	中级	4	13.3
	副高	4	13.3
	正高	21	66.8
学历	大专	1	3.3
	本科	8	26.7
	硕士	7	23.3
	博士	14	46.7
年龄	26~35岁	5	16.7
	36~45岁	10	33.3
	46~55岁	9	30
	56岁以上	6	20
从业年限	5年以下	3	10
	5~10年	3	10
	10~20年	7	23.3
	20~30年	10	33.4
	30年以上	7	23.3
对临床医学教育熟悉情况	熟悉	15	50
	比较熟悉	12	40
	了解	3	10

5.3.2.2 专家的积极系数

专家的积极系数一般根据调查问卷的回收率而定，因为回收率能够从整体上体现出所选专家对咨询问题的关心程度或感兴趣程度，关心程度或感兴趣程度高的专家会以更认真负责的态度对待咨询的问题，所以调查问卷的回收率可以表示专家的积极系数。本轮调查共发出问卷35份，回收有效问卷30份。从85.71%的回收率上来看，咨询专家的参与积极性很高；从反馈的内容来看，有四位专家通过电子邮件对三项指标提出具体的修改建议，还有两位专家通过电话方式建议删除两项指标，并陈述了理由，这也体现了专家的积极性，反映了专家对本课题的兴趣与关注程度。

5.3.2.3　专家的权威程度

决定专家的权威程度的因素有两个：一是专家对问题做出判断的依据有几条，每条依据有多大权重比例；二是专家对所咨询问题的熟悉程度有多高。如用数学公式表示，则为：$Cr = (Ca + Cs)/2$（Cr为专家权威程度，Ca为专家的判断系数，Cs为专家对问题的熟悉程度系数）。上述公式中Cr值越大，说明专家的权威程度越高，权威性越好。

专家对问题的判断一般是在获取相关信息后做出的，常用的四个途径通常是理论分析、实践经验、同行了解与专家直觉，四项依据的赋值则根据专家的实际情况来决定，那么判断依据系数为此四项判断依据赋值之和（见表5－3）。

表5－3　咨询专家判断依据系数各项指标数值

判断依据	判断依据对专家判断的影响程度		
	大	中	小
理论分析	0.3	0.2	0.1
实践经验	0.5	0.4	0.3
同行了解	0.1	0.1	0.1
专家直觉	0.1	0.1	0.1

判断依据中各项指标赋值的依据，首先考虑到四项依据对基层医疗卫生服务情况的了解与掌握情况应该最为重要，其次是医学院校对人才培养的把握，而不同级别医疗服务机构人员的判断价值则主要是从医疗卫生服务实际工作考虑，是从第三方的角度来评价的，直觉有很大的主观性，但是专家的直觉往往有很大的作用，也不能忽略；对于判断系数

值的范围设定，主要考虑专家的意见有差别，但不能过小或过大，一是避免一部分专家意见过大左右了全局的判断；二是不能体现出部分权威专家意见的主导性，所以判断系数分为大、中、小，分别赋值 1、0.8、0.6。

在熟悉程度值的设定上，依据专家对咨询内容的认知程度，分为很熟悉、熟悉、一般、不熟悉和很不熟悉，分别赋值 1.0、0.8、0.5、0.2、0.0。

据此计算得出本次专家咨询的判断依据系数、熟悉程度系数和权威程度系数（见表 5－4）。

表 5－4　指标熟悉程度表

指　标	判断依据系数 *Ca*	熟悉程度系数 *Cs*	权威程度系数 *Cr*
1. 良好的职业道德	0.903	0.923	0.913
2. 良好的社会道德	0.890	0.870	0.880
3. 健康的个体心理素质	0.880	0.827	0.853
4. 工具性知识	0.877	0.777	0.827
5. 专业基础知识	0.930	0.883	0.907
6. 临床专业知识	0.897	0.807	0.852
7. 农村常用基本诊疗技术	0.847	0.683	0.765
8. 农村卫生知识	0.860	0.700	0.780
9. 良好的职业操作能力	0.893	0.867	0.880
10. 良好的认知能力	0.903	0.863	0.883
11. 良好的社交能力	0.900	0.847	0.873

本轮专家选取中，专家对各项指标熟悉程度较高，除第 7 项（农村常用基本诊疗技术）的值为 0.683、第 8 项（农村卫生知识）的值为 0.700 外，其余 9 项的值都在 0.77 以上，一方面说明专家的权威程度较高，另一方面说明农村医学人才培养的欠缺，与医学人才培养关系密切的五类人群对农村医疗卫生服务了解不够；从专家对各项指标的判断依据上可以看出，最低值为 0.847，可见在所选取的专家中，多数专家既有实际工作经验，也有一定的相关理论水平，对医疗卫生服务工作也有

一定熟知度。

专家对各项指标的权威程度，最低值为 0.765，最高值为 0.913，均值为 0.862。根据相关研究结论，专家权威程度≥0.70，可信度较高，由此可知，参与本研究的专家权威程度较高，其反馈意见与建议也是可信的。

5.3.2.4　专家的协调程度

专家协调系数，又被称为 Kendall 和谐系数，它用来检验专家对指标的评分结果是否一致，其计算公式为：

$$W = S/\frac{1}{12}K^2 \times (N^3 - N)$$

$$S = \sum_{n=1}^{n}(R_i - \overline{R_i})^2 = \sum_{n=1}^{n}R_i^{\ 2} - (\sum_{n=1}^{n}R_i)^2/N$$

其中，W 为和谐系数，N 为评价项目的数，K 为评价专家的数量；S 为所有评价对象所评等级之和与所有和的平均数的离差平方和。由此可以看出，只有当所有专家意见完全一致时，S 才有可能得到最大值 $\frac{1}{12}K^2 \times (N^3 - N)$，也就是说，协调系数数值大小范围就在 0～1。协调系数值越接近 1，则说明专家对所有指标评分的协调程度越高；反之，则说明协调程度越低。

专家和谐系数的假设检验中，如果 $P<0.05$，则表示协调系数检验后有显著性，也就是说，专家对指标的评价结果意见有一致性，结果可信；反之，则不可信。

本轮调查中，从协调程度上看，指标体系的一级指标在重要性、可行性与灵敏性上的和谐系数数值均大于 0，且三项指标的和谐系数的假设检验 $P<0.05$，这个结果表示专家对一级指标的评价程度存在一致性，意见较为统一。一级指标的 Kendall 和谐系数数值也较大，说明专家意见高度一致（见表 5－5 至表 5－7）。

对各项指标评价调查中，参加咨询的各位专家意见比较集中，没有建议增加的指标，建议删除的指标集中在三项，而对其他指标的评价相差不大，课题组商量决定，不再进行下一轮咨询，将本次咨询的结果确认为最终的调查结果。

表 5－5　一级指标重要性的 Kendall 和谐系数

N	30
Kendall Wa	0. 245
Chi－square	73. 588
df	10
Asymp. sig	0. 000

表 5－6　一级指标可行性的 Kendall 和谐系数

N	30
Kendall Wa	0. 157
Chi－square	45. 441
df	10
Asymp. sig	0. 000

表 5－7　一级指标灵敏性的 Kendall 和谐系数

N	30
Kendall Wa	0. 157
Chi－square	45. 441
df	10
Asymp. sig	0. 000

5. 3. 3　各项指标的评价与权重计算

5. 3. 3. 1　指标的筛选

（1）评价方法。

根据 30 名咨询专家对各项指标的评分结果，计算各项指标重要性、可行性与灵敏性的算术平均数、标准差与变异系数。其中，算术平均数代表专家对该项指标的评价，评价分数越高，表示该项指标越重要、越可行、越灵敏；而标准差与变异系数则代表各位专家评价之间的差异性，也就是专家之间的协调性如何，这两类指标的数值越小，说明专家对指标的评价越接近，意见较一致；综合评价数值是依据指标的前项评价分数计算得来的。

指标评价结果主要是看综合评分，如果综合评分低于6.0分，说明该项指标重要程度较低，可以考虑是否删除；对于综合评价高于6.0分，但是重要性、可行性或灵敏性评价低于6.0分的指标，需要课题组讨论该指标是否保留。

（2）指标项目筛选的结果。

专家组对各项指标的重要性、可行性与灵敏性的评价情况如下：

重要性中有3项三级指标评分低于6.00，其余138项一、二、三级指标重要性评分高于6.00。

可行性中有3项三级指标评分低于6.00，与重要性评分较低的3项三级指标一致，其余138项一、二、三级指标可行性评分高于6.00。

灵敏性中有9项指标评分低于6.00，其中包含重要性、可行性评分较低的3项三级指标。

在综合评价中，有3项指标评分低于6.00，与重要性、可行性评分较低的3项三级指标一致。

在141项指标中，专家对各项指标评价的变异系数范围在0.10 ~ 0.47，且超过0.30的只有7项（其中包含了重要性评分中低于6.00的3个三级指标），可见专家对各项指标的评价虽然有一定的差别，但整体判断较为一致，并且意见相对集中。

根据专家关于指标重要性、灵敏性和可操作性的综合评分结果，以及部分专家的建议，删除综合评分较低的3个三级指标，分别是具备一定的军事教育知识；具备一定的美学知识，文学、体育、音乐、美术鉴赏能力；掌握必要的数学、物理与化学基础知识。最终确定该评价指标体系包括11个一级指标、29个二级指标、101个三级指标（具体结果见附录7）。

5.3.3.2 各项指标权重系数的计算

指标体系确定以后，接下来是确定各个指标在指标体系中的地位，也就是说，每一个指标在体系中起什么作用，起多大的作用，以及指标之间的内在关系，这些因素都要求有一定的权重。

权重就是每项指标在整个指标体系中的重要程度，如果同一级指标的权重系数之和为1，那么每个指标则相应被赋予一定的值，这个数值就是权重系数，权重系数的大小代表了该项指标在体系中的重要程度。因此，权重系数有一定的导向性，在一定目标的引导下，代表了指标的重点、次重点、非重点内容所在。

（1）评价方法。

指标权重的测算方法较多，统计学中常用的有德尔菲法、层次分析法、专家平均意见法、秩和运算法、应用层次分析法、客观赋权法以及多因素统计法等。本书对各项指标权重依据孙振球《医学综合评价方法及其应用》第［19］个公式与步骤计算：

第一步，建立判断矩阵：依据各位专家对每项指标评价的综合得分分别建立判断矩阵。

第二步，计算各级指标权重的系数：计算判断矩阵的最大特征根 λ_{max} 及其相应的特征向量 W_{max}，W_{max} 中的各分量就是各指标的权重。权重的求解公式为：

$$W_i' - m\sqrt{a_{i1}a_{i2},\cdots,a_{im}}, W_i = \frac{W_i'}{\sum_{i=1}^{m} W_i'}$$

最大特征根求解公式为：

$$\lambda_{max} = \sum_{i=1}^{m} \lambda_i/m, \lambda_i = \sum_{j=1}^{m} a_{ij}w_j/w_i$$

第三步，进行一致性检验：用指标 CI 对各项指标的判断矩阵进行一致性检验，以检验各评价指标的相对重要次序是否存在逻辑上的混乱，如果 *CI* 值小于0.01，则表示指标权重逻辑次序不存在混乱，计算所得到的各项权重可以接受，按下面的公式计算：

当 $CI = \frac{\lambda_{max} - m}{m - 1} < 0.10$ 时，可认为无逻辑混乱，即通过。

第四步，综合权重的计算，各项指标的综合权重是把对应的各层级指标的权重值相乘而得到的。

（2）指标权重的计算结果。

根据计算出的各项指标的权重（具体结果见附录8），11项一级指标的权重系数从大到小依次为：良好的职业道德为0.112，良好的社会道德为0.108，健康的个体心理素质为0.094，农村卫生知识为0.093，工具性知识为0.091，专业基础知识为0.087，良好的认知能力为0.085，临床专业知识为0.083，良好的社交能力为0.083，农村常用基本诊疗技术为0.082，良好的职业操作能力为0.082。11项指标权重系数分布在0.082~0.112，区分出了指标之间的不同权重。

在29项二级指标体系中，以每个一级指标所对应的二级指标为单位，进行权重系数计算，每个指标得到了能够区别同一群体内其他指标的数值，29项二级指标的权重系数值从0.285到0.586，从整体来看权重系数没有过低的情况；同理，101项三级指标也得到各自的权重系数，每个指标的权重系数都能够显示出在各自指标群内的分量，各项指标的权重系数值从0.089到0.586。

在三级指标权重系数的基础上，根据各项一级指标在整个指标体系内不同的重要程度，以及每项二级指标在对应的一级指标内的不同重要程度与每项三级指标在对应的二级指标内的不同重要程度，计算每项三级指标在整个指标体系内的重要程度，即组合权重系数。将层级的权重系数相乘，得到对应三级指标的组合权重系数值，在98项三级指标体系中，其组合权重的数值在0.004~0.028，从整体上可以看到每一项指标在整个指标体系内的重要程度。

5.4 实用人才内涵指标的讨论

实用人才内涵结构的研究是基于农村医疗卫生服务人才短缺开展的，而我国医学院校培养的毕业生又不能为农村乡镇卫生院所用，特别是临床医学专业的本科毕业生宁愿改行，也不愿到农村去。诚然，这与农村卫生服务条件不完善，农村生活环境艰苦，医生待遇水平低、职业生涯发展不明，子女求学就业受限等因素有关，与医学在校学生的专业教育也有很大的关系；医学院校的人才培养方案千篇一律，没有特色，缺乏针对性，对专业教育的社会适应性考虑得较少。因为培养方案多是相同专业的院校之间相互参考，或者学习一流院校、名牌院校的做法，或者是按政府的文件要求来做的，没有理论依据。本书依据人才培养KAQ理论来探讨乡镇卫生院医学人才的内涵，探讨究竟具备什么样的人才内涵结构的人才是农村实用性的人才，能够满足农村卫生服务的需求，切实能够为农村农民提供实用的、满意的服务，促进农民患者的康复与保健，保障农民的身体健康。在探讨分析人才内涵时，主要从人才的知识、能力与素质三方面着手，依据农村常见病、多发病的情况，乡镇卫生院常用的诊断与治疗手段，乡镇卫生院功能定位，以及《全球医学教育最低基本要求》、《中国本科医学教育标准》、人才培养模式理论等，综合各方面因素及其作用进行分析探讨。

5.4.1 指标体系的分析

本书人才内涵与结构指标体系是依据人才的知识、能力与素质三个因素来建立一级指标的，一级指标分为11项，分别是素质方面良好的职业道德、良好的社会道德、健康的个体心理素质3项；知识方面工具性知识、专业基础知识、临床专业知识、农村常用基本诊疗技术、农村卫生知识5项；能力方面良好的职业操作能力、良好的认知能力、良好的社交能力3项内容。在一级指标建立的前提下，对应一级指标建立了

29 项二级指标，以及 101 项三级指标。专家对 141 项指标的评价反映了指标在人才培养中的重要性与指标在实际应用中能否真正地实施与开展的可行性，以及指标反应评价目标的灵敏程度。由于本书的重点是人才结构内涵，所以此处分析的重点是各项指标的重要性，而指标的可行性与灵敏性将在指标的综合评价中进行分析。

5.4.1.1　一级指标重要性的分析

在 11 个一级指标中，重要性方面的数值从 7.27 到 8.93，其中第 1 项良好的职业道德一项重要性数值最大，说明了医疗卫生服务者的职业道德是所有素质指标中最重要的，也应该是我国医学教育最关注的，反映了社会对医务工作职业道德现状的不满意，也是对医学教育的期望所在。其次是第 6 项临床专业知识的数值，这反映出职业对专业知识的需求，作为一线医疗卫生人员，掌握临床专业知识是必须的。再者是第 7 项农村常用基本诊疗技术与第 9 项良好的职业操作能力，农村常用基本诊疗技术是乡镇卫生院的工作者必须掌握的专业技能，对医学院校来说这是此类人才培养的特色所在，也是培养能为社会所接受、能适应未来工作环境医学人才的关键所在；良好的职业操作能力则是对医疗卫生服务者能力的反映，作为医生，只掌握临床专业知识与专业技能还不够，还应有能力把技术应用到工作实际中，应有能力把高尚的职业素质体现出来，这也反映了素质、知识与能力的关系。然后是第 2 项良好的社会道德、第 3 项健康的个体心理素质、第 5 项专业基础知识，反映了医疗卫生服务者应适应社会，维护自己与他们的合法利益，也期望医生能有良好的心理素质，能够适应复杂的社会环境，保持仁慈的医术之心服务社会、服务大众。第 10 项良好的认知能力、第 11 项良好的社交能力、第 4 项工具性知识反映了认知能力是一名优秀的医生应具备的能力，良好的社交能力是医生凭个人能力可以营造一个更能够发挥专业特长的小环境，但这是建立在具备医生的职业道德、专业知识、专业技能以及个人心理健康的基础上的，如果没有这些前提，认知能力、社交能力再强，也是无源之水，无本之木，对卫生服务行业来讲意义不大。最后是工具性知识，专家的评价说明了就乡镇卫生院卫生服务本身来讲，工具性知识虽不是最需要的，但也是必需的，相对于前面的几项指标来讲，工具性知识的掌握是基础性的，不是人才培养的重点所在，也提示医学教育的人才培养过程中，应正确处理与把握基础课与临床课、理论课与实践课、基础教育与素质教育等之间的关系。

整体上，一级指标在重要性分值的评判上没有分值过低的情况（最低分值为7.60），也没有专家提出改变、增加或删除的建议。

5.4.1.2 二级指标重要性的分析

二级指标共29项，从专家评分数值来看，区分出了各项指标的重要程度，分值从6.93到8.87，如果把29项指标的重要性分值分为三部分来分析，可以看出：从8.27到8.87是一个区间，其中包含了12项指标，分值从大到小依次为农村常用药物的使用、常用的基本操作、基层医疗卫生服务知识、以患者为中心的服务意识、农村保健与康复知识、诊断检查技术及检查结果的解释、病史采集及相关信息获取的能力、人体正常结构和功能、正确的工作态度、人体疾病状态下的结构和功能、农村家庭诊疗服务、良好的交流沟通能力等。在这一选项集合中，重要的指标内容是农村药物如何正确地、合理地使用，医生的日常医疗服务中常用的基本操作，说明了农村对医药、对基本医疗技术的迫切需求；还包含了基层卫生服务知识，注重在医疗服务过程中关心患者，以患者为中心的观念，关心患者从治疗到康复以及在日常保健中患者需要一个全过程的服务，不再是简单看病开药；再者是诊断检查知识、病史的采集以及相关信息的获取能力，农村卫生服务也需要有相关的医疗设备与手段，不应再是简单的三大件式诊断方法，准确的诊断不仅可以及时、正确地诊治疾病，还可以避免误诊，减少不必要的治疗，避免产生不必要的医疗费用；然后是人体正常结构和功能，这是医学基础知识的重要性的体现，不具备基础医学知识，是不可能成为一名合格的医生的；最后是重要性分值相同的四项指标：人体疾病状态下的结构和功能、正确的工作态度、农村家庭诊疗服务、良好的交流沟通能力等，反映了人体疾病状态下结构与功能对医疗卫生工作的重要性，同时随着人们健康意识的增强，农村经济状况好转，农村家庭卫生服务需求正逐渐增多；另外，医生要有正确的工作态度，要掌握一定的沟通技巧，这样才能取得患者的信任，更有助于信息的获取，有助于疾病的诊断与治疗。

中间分值段的指标共有 9 项，分值从 8.00 到 8.20，其中农村疾病控制与树立正确的伦理观念是并列分值，说明疾病控制能力仍是人们关注的重要因素，人们逐渐重视卫生服务中的伦理道德、伦理价值等医学伦理的要素；其次是人们的法律意识与行业的观念，因为随着国内医患矛盾的不断加重，过度医疗事件依然严重，医患双方都应用法律来保护各自的合法权益，此项指标说明人才培养中法律的重要性，而行业观念具有同样分值，说明医生以职业化的态度来进行卫生服务，既是患者的需要，也是行业的需求，此项指标代表了社会对医疗行业的需求；然后是分值并列的四项指标，正确的学习观念是医生的必要素质，能做到与人为善、文明待人、相互尊重，是医生适应环境、顺利开展工作的重要素质要求，良好的专业心理特征是医务工作者的重要条件，而正确的世界观、人生观、价值观使医学毕业生能够正视自己的价值所在，是医学生服务社会、服务人民的重要素质。最后，病情分析与治疗方案是卫生服务过程中必不可少的重要能力，这一指标是决定医学生能否正常开展卫生服务的前提条件。

后面分值区域的指标有 8 项，分值从 6.93 到 7.93，分值最高的是农村公共卫生管理，2003 年“非典”以后，我国的公共卫生日益受到社会与民众的重视，农村公共卫生自从医疗卫生市场化以后，基本处于荒芜状态，卫生行政部门顾不上管理，医疗服务部门没有积极性，医学院校的公共卫生人才培养也较少，此项指标有重要意义；而对医生的表达能力、应变能力要求，则是对医生综合素质要求的部分反映，作为基层卫生服务者需要较高的素质；而判断能力要求医生在日常工作中处理疾病时要能够准确把握各方面信息，做出合理的、正确的选择，信息获取能力是要求医生具备多渠道、多途径获取信息与知识的能力，有助于知识的更新与补充；而掌握一定的人文科学知识、社会科学知识和自然科学知识，会对卫生服务工作提供借鉴与帮助；而部门管理能力则是对基层卫生服务者未来的一种期望，能够把自己的知识与经验传承下去，保证部门甚至单位的服务能力与服务水平能够延续，从而进一步得以提高。

二级指标的评分情况整体较好，分值最低为 6. 93，专家对各项指标评分意见一致，没有对指标内容提出异议。

5. 4. 1. 3　三级指标重要性的分析

三级指标共有 101 项，专家给予的重要性评分数值从 5. 00 到 8. 80，有 3 项指标的重要性、可行性、灵敏性的评分过低，低于 6. 00，并且 3 项指标变异系数不大，专家意见较为一致。由于三级指标条目多，对于各项指标重要性评分按知识、能力、素质三大块，在各自的内部进行比较分析。

素质部分的三级指标共有 25 项，分值从 7. 40 到 8. 53，分值分布上有较明显的高低之分。分值相对较高的指标内容是理解尊重患者，把患者当作有价值的个体对待，对患者一律公平，以及尊重与利用法律保护医患双方的合法权益；而理解农民、扎根农村、服务基层、为农民服务的使命感，把握农民的支付能力，以及理解农民的表达方式与能力等指标的分值则处于素质部分指标分值的中间部分；分值相对低的则是了解农民对疾病的认识水平，尊重文化信仰，日常工作的思维模式与学习态度，与同事相处的态度，以及患者利益与行业单位的利益等。但是整体上重要性的评分值较高，没有分值过低的现象。

知识部分的三级指标共有 54 项，分值分布从 5. 00 到 8. 80，三级指标体系系数的最大值与最小值的指标都在该部分，此部分条目占三级指标的53.46%，所以知识部分指标是三级指标体系的主体。分值相对较高的指标内容充分体现了基层卫生服务的特点，如常见病、多发病的诊疗，流行病、传染病与地方病的防治与处理，对疑难杂症的判断与转诊，急危重症患者的应急处理与转诊，农村常用药的药理掌握，注射、穿刺、插管、清创缝合、包扎等基本操作技能，规范的无菌操作技术，以及计划生育技术知识与公共卫生事件处理等。分值中间部分的指标内容体现出农村卫生服务的重点，也体现出了工具知识的重要性。如儿童常见病、多发病的诊治与预防，新生儿、婴幼儿与学龄前儿童卫生保健，正常妊娠与产科急症处理，妇女围婚期、围产期与更年期疾病诊治，农村妇科病的筛查与诊疗，农村慢性非传染性疾病诊疗、康复锻炼与健康教育，对重大疾病出院后的康复治疗与复查，农村常用中药的用法，以及掌握传统文化知识与具备一定的外语水平等。分值较低部分的指标反映内容是社会卫生服务、家庭诊疗与康复指导，农村重点人群的连续性保健康复服务，基本的检查技能如功能检查、眼耳鼻喉检查、X线片与CT片解释、超声结果解释、心电图的解释、三大穿刺技术掌握等，这些指标内容都是卫生服务中最基本的知识与技能，还包含了中医中药治疗技术、疾病的发病原因机制、简单的腹部手术，以及利用计算机网络进行信息检索能力等，这些指标内容是更好地适应乡镇卫生院卫生服务能力的拓展部分。分值最低的部分指标有3项，指标内容分别是一定的美学知识、医学所必要的数理化知识，以及军事教育的知识。由于分值过低，按统计学结果此3项指标内容的意义可以忽略不计，但是由于外语是现代生活与学习过程中必不可少的工具，军事教育是硬性规定，以及传统文化教育的意义也应该考虑，该指标体系也不删除这3项指标，可以作为边缘指标或参考指标来对待。

能力部分的三级指标共有22项，分值从6.80到8.27，分值大小范围较大。在分值较高的部分指标内容主要是团结协作的能力，灵活多变的应对能力，良好的书面表达能力，以及与同行、同事的交流沟通能力，充分体现了实际工作过程中，除了医学知识与技能外，作为一名优秀的医生应该具备的能力。中间分值部分的指标内容包含了对病史病历资料信息的充分利用与准确把握，因地制宜地选择治疗方案，通过多种方式获取有价值信息的能力，对患者提供信息的判断与总结概括能力，卫生服务中医生应具备的必要能力。分值相对较低的指标内容主要包含了多种形式的交流沟通能力、图表运用的写作表达能力，以及科室业务管理指导与新进人员的培养能力。能力部分指标基本符合评价分值的统计学要求，并且专家评分意见大致接近。

5.4.1.4　综合性评价情况分析

一级指标的分析。综合性的评价中，平均值从 6.95 到 8.24，其中农村常用基本诊疗技术、临床专业知识、农村卫生知识分值相对较高，说明农村卫生技术人员的诊疗知识与能力是实用人才结构内涵的重要特色，也是人才培养的重点；而良好的职业道德、个人心理素质与社会道德则起到保障作用，保证具备医学知识与技能的人才能够真正地服务农村、服务农民；相对上述两部分指标来讲，代表医学工具性知识的指标分量略微有点轻了，该指标平均数值提示在医学教育的人才培养过程中，重视医学基础教育是有前提、有限度的，不是盲目地扩大课时比例与理论讲授；综合评价的变异系数数值从 0. 15 到 0. 25，在正常范围内，说明专家意见较为一致。

二级指标的分析。综合性评价中，平均值从 6. 44 到 8. 56，其分值较高的部分与重要性评价基本一致，只是有一项指标即病情分析与治疗方案选择的能力分值增大，相对农村疾病的诊断治疗、药物使用、基本操作、检查技术及结果解释以及病情信息采集来讲，以患者为中心的服务意识、农村家庭诊疗、工作态度、沟通能力分值下降，说明实用人才目前的重点任务还是疾病诊疗、患者的康复保健，以及必要的专业技能的掌握。综合性评价中间分值部分与重要性评价分值情况大体一样，但部分指标分值有升有降，其中农村公共卫生管理、表达能力指标分值上升明显；两项指标分值下降，即有良好的伦理观念、正确的“三观”。综合评价分值最低的四项指标与重要性指标评价相同。在综合性评价中的变异系数分值从 0.10 到 0.29，在正常值范围内，说明专家对二级指标的评价基本一致。

三级指标的评价。首先是在综合性评价中，平均值从 5.04 到 8.31，分值较高的指标内容是疾病诊断治疗与预防，基本医疗操作技能，计划生育技术与知识，急诊处理，儿童常见病、多发病的诊治，这基本体现了农村医疗卫生最需求的内容。其次是与同事、患者、社区以及各类媒介的沟通能力，掌握一定的传统文化知识，尊重患者、理解患者的道德，守法用法的观念，开展家庭保健康复与健康教育等，反映基层医疗卫生服务者如何更好地开展工作。再次是在基层如何处理急危重症、疑难杂症，处理妇科疾病、产科妊娠分娩与急症，妇女婴幼儿卫生保健，免疫接种技术，这也是基层卫生服务的主要内容，是“六位一体”功能的内容。又次是理解农民的经济状况并能选择适宜的治疗方案，准确判断农民的诉求，正确判断病情并及时转诊，能够对慢性非传染性疾病提出正确的建议，能够对重点人群提供连续性的服务，反映了农民的经济水平、表达能力，以及农村长期就医难导致的大量的慢性非传染性疾病等重要因素。最后是 3 项小于 6.0 的指标，与重要评价的结果一致。综合性评价的变异系数值从 0.13 到 0.47，并且有 4 项超过 0.30，在正常范围内，说明专家的评价意见基本一致。

5.4.2 指标体系权重系数的分析

由于指标体系分为一、二、三级指标共 138 项（经过指标重要性评价后有 3 个三级指标被删除），指标的数量较多，不可能对每项指标逐一进行权重分析；关于指标的内容在上文讨论指标的重要性时已分析过了，所以现在对指标体系的权重进行分析与讨论时，除一级指标逐一分析，二级、三级指标将按知识、能力与素质三部分来分析；最后在讨论组合权重时，对三级指标在整个体系中的权重做一简要总结。

5.4.2.1 一级指标权重的分析

在11项一级指标中，权重系数值从0.082到0.112，权重值最高的三个指标分别是素质部分的第1项良好的职业道德、第2项良好的社会道德、第3项健康的个体心理素质，而知识部分的第8项农村卫生知识、第4项工具性知识、第5项专业基础知识则占中间的三个位置，属于知识部分的第6项临床专业知识居第8位；能力部分的指标权重在整个体系中相对偏小，其中第10项良好的认知能力值为0.085，居第7位，第11项良好的社交能力居第9位；权重系数最小值为0.082，是知识部分的第7项农村常用基本诊疗技术与能力部分的第9项良好的职业操作能力。

社会职业道德指标是一级指标中权重最大的，社会道德与个体心理健康素质也占了较大的比重，这反映了医生的职业道德在卫生服务中的重要性，是人才培养过程中不得不引起重视的指标内容。知识部分权重最大的指标是农村卫生知识，这反映出乡镇卫生院医学实用人才是为农村农民服务的，有明显的服务性倾向；其次是工具性知识，反映出随着医学的发展与医学模式的改变，医学人才需要具备更深厚的人文素质，以及学科知识呈现出交叉融合、相互促进的趋势；而专业基础知识，反映出了卫生服务中对疾病发病原因与机理的重视；农村常用基本诊疗技术权重较小，虽然此项指标对于农村卫生服务非常重要，但是只要加强临床操作培训，掌握起来难度不大。能力部分整体权重落后，与医生的素质与医学知识相比较而言，知识的积累是掌握能力的基础，能力是知识的外在表现，素质则指导能力发挥到正确的地方。一级指标中三者的权重关系也正好印证了三者的逻辑关系。

5.4.2.2 二级指标权重的分析

二级指标体系中共有29项指标，权重系数值从0.285到0.586，从素质、知识与能力三部分来看，素质部分的权重系数范围是从0.285到

0.386，知识部分的权重系数范围则是从0.328到0.536，能力部分的权重系数范围则是从0.287到0.586。三部分指标的权重值大小有交叉重叠的部分，整体上说知识部分权重相对较大，能力部分的权重次之，素质部分的权重相对前两者来说较小。

素质部分指标权重分析。此部分权重最高的指标首先是正确的学习观念，其次是法律意识与法制观念，然后是正确的世界观、人生观、价值观。学习观念权重最高说明了医学专业学习的重要性，无论是医学生还是医生都需要有正确的学习观念，这样才能够促进医学知识的发展；“三观”的权重大是为人处世的指导思想，法律观念反映了人们要懂得用法律武器保护自己的权益；以患者为中心的服务意识的权重值也反映了医学模式的变革要求卫生服务必须有全新的观念与思维模式；与人为善、行业观念、工作态度等从不同侧面反映了卫生服务工作中应注意培养个人素质；处于素质部分最低权重位置的是伦理观念、专业心理特征（见图5-2）。

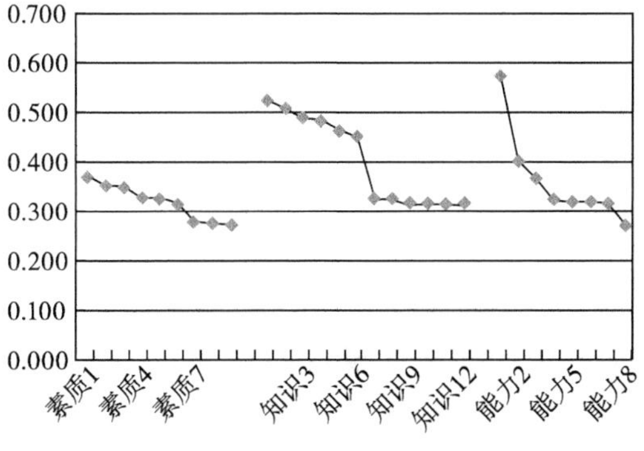

图5-2 二级指标体系各指标权重分布情况

注：横轴为排序后各项指标，纵轴为各项指标对应的权重。

知识部分指标的权重分析。在此部分的指标中，权重较大的分别是基层卫生服务知识、自然科学知识、常用基本操作、诊断检查技术及结果解释，四项指标中有三项直接与乡镇卫生院的工作相关，体现了人才培养的特色；权重处于中间部分的指标是人文社会科学知识、农村保健知识两项，人文素质的培养是医学生培养的重点，未来医生不仅扮演治病救人的角色，更应该用“五星级”的国际标准来严格要求自己，农村保健知识则体现出了基层医疗卫生机构的基本职责与功能；权重相对来说较低的六项指标，分别是权重大小两两并列的情况，彼此分值接近，人体正常结构知识和农村疾病控制两项指标权重值为0.342，人体疾病状态结构与功能和农村家庭诊疗服务两项指标权重值为0.330，农村常用药物的使用和农村公共卫生管理权重值为0.328，人体正常与疾病状态下的形态与功能是医学生应掌握的基础知识，农村疾病控制与公共卫生管理是乡镇卫生院基本职责，农村常用药理知识掌握是对农村卫生服务正确使用药物的要求，正确地选择治疗方案与正确地用药，不仅可以降低医疗费用，也可以尽快治愈疾病，也是农村农民治病就医的最低要求。

能力部分指标权重分析。能力指标中权重最大的指标也是二级指标体系中权重最大的指标，是病史采集及相关信息获取能力，是卫生服务工作的最基本能力，是疾病诊断治疗的第一步，也是最重要的一步；其次是病情分析与治疗方案选择能力，这是上一指标工作步骤上的延续；良好的沟通能力是为了能够更好地获取各类信息与知识。中间大小权重的指标分别是获取医学知识与信息的能力，较强的判断力、表达能力与应变能力，上述能力是医疗工作中优秀医生应具备的能力。权重分值最低的指标是部门管理能力，权重系数为0.287，是整个二级指标体系中权重最小的，因为这是对医生未来的要求，在参加工作有一定年限、有了一定的经验之后，医生有责任去管理部门、培养年轻人。

5.4.2.3 三级指标权重的分析

三级指标体系共有98项，权重值从0.089到0.586，从知识、能力与素质三方面来看，素质部分的指标权重值从0.232到0.586，知识部分指标权重值从0.089到0.586，能力部分指标权重值从0.232到0.536。从整体来看三者权重值的分布，知识部分指标权重值跨度较大，部分指标权重值较低，相对于素质部分指标权重值来说，能力部分权重值偏高。三级指标权重值的整体分布如图 5－3 所示。

素质部分指标权重分析。该部分指标共有 25 项，权重系数最大的是尊重同行，尊重工作中的不同见解，寻求业务上的合作，终身学习，自我学习，正确保管病历等材料信息，尊重患者隐私，主动向同事学习等；其次是营造良好的工作环境，工作要严谨细致，以服务于农村地区为荣，依法行医，热爱医疗行业，具备一定的外语阅读能力，关爱患者的人道主义精神。分值较高的指标集中在尊重他人，包括医生、患者以及周围的人，有独立学习的能力，工作中认真细致，懂法律、会用法律，以及愿意为农村地区服务，愿意为农民提供力所能及的卫生服务。中间分值部分的指标是能够使用现代化信息查寻工具，在工作中理解患者及其家属，拥有独立的思维模式，对患者一律平等，会用法律保护自己，从医信念坚定，具有利他主义思想，尊重患者等，处于中间段的指标主要是指在农村地区怎么工作，对患者的态度，对医疗问题的思维方式，对行业的信念等。分值较低的指标则是尊重当地文化风俗，掌握基本法律知识，选择农民能够接受的治疗方案，了解从农民的角度认识疾病，熟悉农民对疾病的表达方式等。

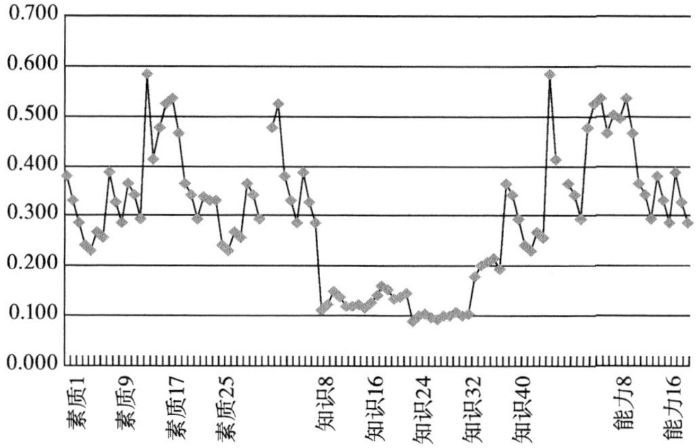

图 5－3　三级指标权重情况

注：横轴为各项指标，纵轴为各项指标对应的权重。

知识部分指标权重分析。此部分指标数量达到 51 项，指标权重分布均跨度较大，三级指标权重的最大值与最小值都在该部分，并且低分值的指标数量相对较多，在分布图上可以清楚地看到波谷底部指标相对较多。权重最高的指标是掌握传染病、突发公共卫生事件的处理原则与方法，权重较高的部分指标包含了机体细胞平衡机制、人体常态下各器官与系统的形态与机能，农村流行病控制，农村常用药物药理，农村地方传染病的诊疗，疾病状态下各器官与系统变化规律，免疫接种技术，农村常用中药的基本用法，为重点人群提供连续保健服务，中医学基本知识，以及家庭健康教育与康复指导等，此部分权重说明了医学基础理论知识、基本操作技能等指标的重要程度，地方病传染病的预防与控制，以及基层医疗机构的保健指导与健康教育职责等指标分量。中间权重的指标主要包含了心电图、放射片、超声及三大常规检查、体格检查等检查技术，妇幼婴的保健与常见病诊疗技术，简单的腹部手术，急危重症的应急处理与转诊，疑难杂症的处理，大病出院后的康复锻炼指导，以及慢性非传染性疾病诊疗与康复指导等，这些指标主要是指农村医疗卫生条件下的检查技术，农村高危人群疾病诊疗与保健指导，以及对农民健康威胁较大、经济上损失大的疾病的处理与应对。权重较低的指标则是运用中医中药治疗疾病、常见病的诊疗，肌肉注射、各类插管技术、穿刺术、清创缝合、加压包扎等，中医中药是辅助治疗手段，而上述内外科急诊基本操作技术则难度较小，也是现有临床教学中要求必须掌握的，所以权重不会太大。

能力部分权重指标分析。该部分指标共有 22 项，权重系数值从 0.232 到 0.536，分布相对较为集中，在三级指标体系权重系数中，此部分指标权重值分布呈现一部分偏大，而另一部分偏小。权重值相对较大的指标包含了利用外语、网络查阅文献的能力，针对不同的患者选择适宜的诊断与治疗方案，综合利用信息确定治疗方案，利用信息对疾病做出诊断，根据临床表现对危重症病做出判断，鉴别诊断的能力，遇到危急病情时随机应变的能力。上述权重较大的指标主要是根据农村农民的经济水平选择合适的治疗方案，既能治病，也能让患者接受，要求临床医生具有多渠道获取信息的能力，能够综合分析各类信息对疾病进行诊断、鉴别诊断、选择治疗方案的能力，特别是应对急症重症时的应变能力，这是对基层医疗卫生服务者应具有较高能力的要求，既能应对一般常见病、多发病，又能紧急处理急症与重症，还能及时鉴别、判断重症情况，并及时转诊不延误病情，针对基层技术力量薄弱的现状，掌握能获取新知识、新技术的现代化手段与方法。权重系数较小的主要是权重值小于0.45的指标，主要内容包含了对新人的培养态度，病历、医嘱以及各类书面报告的写作能力，工作中灵活的表达方式，与外界的沟通交流，正确判断患者的期望，为患者选择合适的诊断检查项目，与同事能够正常交流、团结协作，能够对部门业务进行指导与监督。这些指标主要是医生能够与患者灵活地沟通，以及与外界各类人员交流的技巧，包括与同事工作与生活中的沟通交流，要求医生有较强的书面与语言表达能力，能够准确表达自己的意图与想法，能够准确获取他人的信息并做出判断，业务上筹划科室服务项目，具有与同事协作的能力、对年轻人业务指导与培养能力等，为农村患者选择符合其经济水平的检验项目，理解农村患者。

5.4.3 指标体系的总结

实用人才内涵结构指标体系的构建是依据知识、能力与素质理论设计的，经过搜集各类参考资料信息、前期的调研资料提出草稿，课题组成员经过两轮的讨论分析，并对一、二、三级指标结构及内容进行调整、修正，然后拟定指标体系的初稿；根据研究安排进行德尔菲法专家咨询，经过多个省市医学院校、教育机构、医疗机构的30名教育学专家、基础医学教授、临床医学医生评价与指导，经过指标的修正，最终形成一个乡镇卫生院医学实用人才内涵结构指标体系，该体系共有一级指标11项、二级指标29项、三级指标98项。

专家对指标体系的评价包括两方面内容：一是对指标体系中各个项目的确定，专家组对指标的重要性、可行性与灵敏性进行评价，提出修正意见，并经统计学检验，专家的建议符合统计学原理要求，是有效的；二是确定指标体系的权重，根据前期得出的数据，运用统计学权重运算方法，对各级指标确定相应的权重系数，并对各级指标的权重系数进行统计学检验，结果验证合理，指标体系的权重结果是可信的。

该指标体系体现了人才结构的知识、能力与素质的特征，反映出农村乡镇卫生院功能职责与卫生服务特征，以及农村农民治病就医的方式；体现了指标体系内不同级别、不同类别指标的权重关系，各指标间相互支持、相互补充的关系，特别是各指标的组合权重提供了每一个指标在整个指标体系内部的位置与分量。

6　指标体系的应用

建立乡镇卫生院医学实用人才结构指标体系的最终目的是指导乡镇卫生院卫生人才的培养，该指标体系的可靠性有待于医学教育人才培养质量的评价结果验证，但是人才培养质量的评价是个长期过程，不是短时间内能够完成的，所以本书需要选取一些与人才培养质量有关的对象进行应用性调查，期望在一定程度上了解该指标体系的重要性与灵敏性。本书选取了四所医学院校临床医学专业 1260 名本专科学生和 300 名乡镇卫生院医生为调查对象，将指标体系中与调查对象相关的指标转化为调查问卷后开展调查，对有效信息进行收集整理、统计分析，对指标体系的有关指标进行评价分析。

6.1　调查目的

通过本科生与乡镇卫生院医生的对比，了解医学生人才培养质量与实际需要的差距，以及医生现状与理想状态的差别；通过本科学生与专科学生的对比，了解人才培养目标对专科学生与本科学生人才培养质量的作用与影响，为培养本科层次农村基层卫生人才提供指导意见，为乡镇卫生院基层卫生人才培训提供参考建议。

6.2　调查对象

在河南省选取了一所医学院临床医学专业本科五年级学生 360 名，三所医学专科学校临床医学专业学生 840 名，根据经济水平、距省会城市远近、交通状况等选取了四个地区300名乡镇卫生院医生，共计1500名调查对象。

6.3 研究方法

将实用人才结构指标体系转化为“基层医疗卫生人才培养情况调查表”，调查对象分为医生类与学生类，对学生与医生、本科生与专科生进行两两比较，对各类人群对所选定指标内容的评价进行比较。

6.4 调查结果的效度与信度检验

6.4.1 效度检验

效度是指测量工具的有效性、准确度，也就是说，测量结果与测量预期结果的接近程度。效度越高，说明测量效果越接近真实情况。效度对于指标评价体系来说非常重要，因为客观真实的结果是调查研究的重要目的之一，也是人才培养改革的重要依据，因此在设计指标时，着重考虑了各项指标的代表性，即是否能够代表人才培养的各种因素，就一项指标来说代表程度如何，能否反映实际需求。根据指标设计过程中专家参与的情况，以及指标体系项目多的特点，本书将对内容效度与标准关联效度进行检验。

6.4.1.1 内容效度

实用人才结构指标体系是根据人才培养模式理论和KAQ人才个体结构理论，依据农村疾病谱、农村基层医疗卫生服务常用诊疗手段以及乡镇卫生院功能定位，参考《全球医学教育最低基本要求》《中国本科医学教育标准》等，综合各方面因素分析讨论建立起来的，并经过专家的评价认可，指标体系的重要性、可行性及灵敏性通过统计学的检验，因此调查问卷的评价指标是有效的。对调查问卷的内容效度采用了专家咨询法，由10位专家分析判断问卷的内容效度，再根据下面的公式计算验证：

$$C = (n - N/2) / N/2$$

其中，C 为内容效度，n 为认可问卷的专家数，N 为专家的总人数。

咨询结果是 10 名专家全部认可本调查问卷，因此内容效度 C 为 100%。

6.4.1.2　标准关联效度

从第一轮调查的在校本科生中选取 120 名学生再次进行测评，把这 120 名学生的两轮评价分数录入计算机，设计表单对第二轮测评得分进行标记，把大于等于 75 分的标记为 1，小于 75 分的标记为 0，然后把两次测评结果一一对应起来，再用点二列相关系数公式进行计算，计算公式如下：

$$R_{xy} = (\bar{X}_{y-1} - \bar{X}_{y-0}) \sqrt{p \times q}/S_{ix} \quad p = \sum Y/n, \ q = 1 - p$$

其中，$\bar{X}_{y-1}$是在 $y=1$ 时 X 的平均数；$\bar{X}_{y-0}$是在 $y=0$ 时 X 的平均数；S_{ix} 是 X 为测量值系列的标准差。

经过运算，评价的效度系数为：$R_{xy} = 0.8310$，$p < 0.01$，两次评价结果的相关性显著。

6.4.2　信度检验

信度是指运用一个测评工具对同一测评对象进行重复测量时，评测结果的一致性程度。信度的值越大，说明评测的结果越稳定或越可靠。对调查结果的检验，本书采用了 Kuder - Richarson 法：

$$r = k \left(1 - kp \times q/s^2\right) / (k-1)$$

其中，k 为指标数目，$p = \bar{X}/k$，$q = 1 - p$。$\bar{X}$ 为问卷指标所得总分的平均值；s^2 为问卷指标所得总分的方差。

经过上述公式的计算，此次评价的信度系数 $r = 0.9283$，根据权威人士意见，信度系数大于 0.80 时，所得结论是可靠的。

经过上述检验，调查问卷的指标内容是有效的、可信的，适用于本次验证性调查。

6.5 调查结果与分析

本次指标体系应用的调查发放问卷1500份，其中本科生360份、专科生840份，回收问卷1336份，去掉漏填或多选答案、答案选择无区分项、答题人身份不符合要求等无效问卷后，回收有效问卷1090份，其中本科生301份、专科生789份、医生246份，回收率为86.19%。

本书考虑到指标体系较大，同时也考虑到实用人才指标体系建立的目的是为医学院校培养人才提供内涵结构方面的建议，所以在做指标分析时将重点放在了乡镇卫生院卫生服务需要的那些专业知识、专业技能以及综合能力上，以及不同人才培养目标，本科、专科层次的人才培养对农村卫生服务实用性的差异情况上。

6.5.1 医学本科学生与乡镇卫生院医生的比较

6.5.1.1 调查结果与数据分析

在本科学生与乡镇卫生院医生之间的比较中，本书选取了涉及临床基本操作技能、基本诊疗技术、认知能力、职业操作能力以及交流沟通能力等方面的59项指标进行统计分析。采用了秩和检验方法，计算后59项指标两类人群比较的结果：44项指标的 $P < 0.05$，有显著的差异性，15项指标的 $P > 0.05$，没有差异性；在有差异性的44项指标中，有33项指标医生对指标的评分明显高于本科学生，而有11项指标则是本科学生对指标的评分高于医生。具体结果见表6-1。

表6-1 本科生与医生部分指标评价情况

指标	类别	100分	80分	60分	40分	20分	学生均秩次	医生均秩次	Z值	P
*n*41	本科生	124	75	23	45	34	254.792	297.502	-3.336	0.001
	医生	122	69	35	13	7				

续表

指标	类别	100 分	80 分	60 分	40 分	20 分	学生均秩次	医生均秩次	Z 值	P
n42	本科生	118	83	34	39	27	262. 214	288. 421	-2. 028	0. 043
	医生	104	74	53	10	5				
n43	本科生	104	92	63	27	15	266. 349	283. 362	-1. 310	0. 190
	医生	94	80	43	22	7				
n44	本科生	99	102	58	34	8	260. 151	290. 945	-2. 379	0. 017
	医生	111	58	60	9	8				
n45	本科生	101	59	85	46	10	250. 872	302. 299	-3. 966	0. 000
	医生	111	56	64	9	6				
n46	本科生	92	62	79	45	23	250. 357	302. 929	-4. 018	0. 000
	医生	98	71	54	13	10				
n47	本科生	104	83	69	38	7	276. 980	270. 354	-0. 507	0. 612
	医生	90	52	61	28	15				
n48	本科生	100	91	49	46	15	272. 377	275. 986	-0. 276	0. 783
	医生	88	62	52	33	11				
n49	本科生	92	73	69	45	22	254. 379	298. 008	-3. 333	0. 001
	医生	99	69	47	20	11				
n50	本科生	85	89	65	52	10	261. 257	289. 591	-2. 162	0. 031
	医生	88	72	53	19	14				
n51	本科生	99	83	62	39	18	270. 355	278. 459	-0. 619	0. 536
	医生	82	80	40	26	18				
n52	本科生	88	92	64	36	21	259. 193	292. 118	-2. 522	0. 012
	医生	86	85	52	11	12				
n53	本科生	93	92	41	42	33	261. 656	289. 104	-2. 101	0. 036
	医生	79	91	53	12	11				
n54	本科生	86	110	52	34	19	261. 621	289. 146	-2. 116	0. 034
	医生	92	81	43	14	16				
n55	本科生	110	93	70	25	3	266. 040	283. 740	-1. 372	0. 170
	医生	100	82	44	12	8				
n56	本科生	132	89	42	32	6	278. 244	268. 807	-0. 736	0. 462
	医生	93	89	42	14	8				

续表

指标	类别	100 分	80 分	60 分	40 分	20 分	学生均秩次	医生均秩次	Z 值	P
$n57$	本科生	122	84	42	32	21	276. 993	270. 337	-0. 513	0. 608
	医生	91	72	45	26	12				
$n58$	本科生	132	114	34	12	9	285. 578	259. 833	-2. 021	0. 043
	医生	95	81	52	8	10				
$n59$	本科生	167	104	27	3	0	304. 922	236. 165	-5. 492	0. 000
	医生	90	90	45	12	9				
$n60$	本科生	127	86	37	41	10	274. 518	273. 366	-0. 089	0. 929
	医生	97	79	43	14	13				
$n61$	本科生	116	84	61	22	18	270. 972	277. 705	-0. 520	0. 603
	医生	101	71	35	21	18				
$n62$	本科生	101	85	72	41	2	261. 228	289. 628	-2. 187	0. 029
	医生	96	79	53	8	10				
$n63$	本科生	84	100	63	42	12	254. 346	298. 049	-3. 365	0. 001
	医生	88	97	42	9	10				
$n64$	本科生	82	72	94	24	29	262. 164	288. 482	-2. 009	0. 045
	医生	70	81	68	14	13				
$n65$	本科生	78	83	72	35	33	262. 063	288. 606	-2. 019	0. 043
	医生	68	84	62	17	15				
$n66$	本科生	99	101	62	23	16	271. 243	277. 374	-0. 473	0. 636
	医生	78	92	57	8	11				
$n67$	本科生	89	72	96	20	24	259. 772	291. 409	-2. 422	0. 015
	医生	91	67	59	18	11				
$n68$	本科生	107	73	94	11	16	260. 322	290. 736	-2. 352	0. 019
	医生	97	84	49	11	5				
$n69$	本科生	106	70	68	32	25	261. 410	289. 404	-2. 148	0. 032
	医生	96	72	52	15	11				
$n70$	本科生	124	62	72	32	11	272. 309	276. 069	-0. 291	0. 771
	医生	97	62	60	19	8				
$n71$	本科生	114	74	84	23	6	269. 390	279. 640	-0. 793	0. 428
	医生	99	65	59	17	6				

续表

指标	类别	100 分	80 分	60 分	40 分	20 分	学生均秩次	医生均秩次	Z 值	P
*n*72	本科生	112	55	96	26	12	260. 650	290. 335	-2. 301	0. 021
	医生	105	57	67	13	4				
*n*73	本科生	92	98	46	22	43	257. 196	294. 561	-2. 875	0. 004
	医生	86	96	45	13	6				
*n*74	本科生	98	76	92	26	9	262. 221	288. 413	-2. 018	0. 044
	医生	96	64	68	13	5				
*n*75	本科生	108	66	84	40	3	261. 752	288. 986	-2. 096	0. 036
	医生	91	84	52	16	3				
*n*76	本科生	109	72	56	27	37	260. 108	290. 998	-2. 372	0. 018
	医生	97	71	58	16	4				
*n*77	本科生	95	86	50	24	46	261. 397	289. 421	-2. 140	0. 032
	医生	95	56	68	15	12				
*n*78	本科生	111	63	41	47	39	259. 359	291. 915	-2. 494	0. 013
	医生	93	83	36	22	12				
*n*79	本科生	123	64	56	42	16	260. 138	290. 961	-2. 389	0. 017
	医生	103	85	42	13	3				
*n*80	本科生	128	83	42	32	16	268. 605	280. 602	-0. 935	0. 350
	医生	111	60	58	13	4				
*n*81	本科生	122	63	42	62	12	259. 228	292. 075	-2. 540	0. 011
	医生	103	73	60	6	4				
*n*82	本科生	114	73	89	23	2	260. 757	290. 203	-2. 286	0. 022
	医生	100	87	49	8	2				
*n*85	本科生	114	73	63	23	28	260. 724	290. 244	-2. 279	0. 023
	医生	97	85	49	12	3				
*n*86	本科生	96	94	57	42	12	257. 143	294. 626	-2. 884	0. 004
	医生	102	71	56	13	4				
*n*87	本科生	103	93	41	52	12	287. 560	257. 409	-2. 297	0. 022
	医生	81	52	32	52	29				
*n*88	本科生	108	95	52	38	8	286. 153	259. 130	-2. 066	0. 039
	医生	81	56	56	42	11				

续表

指标	类别	100分	80分	60分	40分	20分	学生均秩次	医生均秩次	Z值	P
*n*89	本科生	110	92	38	45	16	286.121	259.169	-2.057	0.040
	医生	83	45	58	43	17				
*n*90	本科生	115	73	44	47	22	261.947	288.748	-2.065	0.039
	医生	103	63	59	16	5				
*n*91	本科生	104	83	61	45	8	257.934	293.659	-2.754	0.006
	医生	103	70	60	10	3				
*n*92	本科生	113	73	59	52	4	260.930	289.992	-2.242	0.025
	医生	98	78	58	7	5				
*n*93	本科生	127	83	53	37	1	286.874	258.248	-2.209	0.027
	医生	71	82	81	10	2				
*n*94	本科生	112	97	58	33	1	286.367	258.868	-2.115	0.034
	医生	81	56	82	24	3				
*n*95	本科生	116	91	75	18	1	286.473	258.738	-2.136	0.033
	医生	84	73	41	35	13				
*n*96	本科生	108	112	56	18	7	285.568	259.846	-1.986	0.047
	医生	79	80	48	31	8				
*n*97	本科生	123	92	54	26	6	286.150	259.134	-2.085	0.037
	医生	86	65	62	27	6				
*n*98	本科生	111	102	63	25	0	285.488	259.943	-1.981	0.048
	医生	62	107	59	11	7				
*n*99	本科生	101	92	73	32	3	256.372	295.569	-3.035	0.002
	医生	105	78	54	8	1				
*n*100	本科生	110	103	47	26	15	266.390	283.311	-1.312	0.189
	医生	103	73	53	12	5				
*n*101	本科生	97	119	49	34	2	265.309	284.634	-1.499	0.134
	医生	99	75	60	9	3				

6.5.1.2 结果讨论

医生评分明显高于本科生的33项指标内容，大致上可以分为以下几大类：一是对常见病、多发病的诊疗，对急危重症的判断与处理；二是对慢性非传染性疾病的诊疗、康复及预防，如大病出院后康复保健指导，重点人群定期检查，家庭康复教育等；三是对妇女、儿童疾病诊疗与保健指导，如妇科病的筛查与诊疗，对妇女围婚期、围产期、更年期疾病诊疗与保健指导，婴幼儿常见病、多发病及意外伤害的预防指导，计划生育技术指导等；四是基层医疗卫生机构的公共卫生职能，如农村地方病的诊疗与预防，传染病、流行病与突发公共卫生事件的处理，免疫接种操作技术等；五是各类基本操作技术与常规检查的结果解释，如各类注射、导管插管术、心电图、X 线片、CT 片等；六是临床工作职业能力与经验，如对农民患者愿望与诉求的判断，为农民选择适合经济水平的检查治疗方案，对危重病情的诊断与鉴别诊断能力，分析病情制定治疗方案等。

医生评分较高的指标与多年从医的工作经验、业务知识学习、业务能力进步以及基层医疗机构职责相关，就指标检测的结果来讲是符合实际情况的，说明指标体系没有切实反映出乡镇卫生院医生农村基层的岗位优势。

学生自我评分较高的指标主要包括：一是无菌操作；二是信息获取能力，如借助计算机网络与外文文献获取；三是综合利用信息的能力；四是沟通交流能力，如与同事、同行、患者及其家属、社区以及各类媒体的沟通能力；五是书面表达能力，如撰写各类报告，利用图表、数据与数理符号的能力。

从上述检测结果可以看出，指标体系反映出近年来医学院校在人才培养方面，重视临床操作、信息素养、学生综合能力提高等教学改革的成就，说明指标体系内容反映出了医学教育的实际情况，也反映了乡镇卫生院医生在后期培训中应加强提高的项目与内容。

医生与学生评分较为接近的指标中，主要内容包括：一是疾病的治疗，如上腹部手术，眼耳鼻喉科疾病检查与诊疗、产科急症的处理、中医治疗技术、传染病的诊疗与预防；二是医疗基本操作技术，如加压包扎，清创缝合，穿刺技术，三大常规及部分生化检查结果解释，体格检查等；三是社会卫生服务；四是对科室服务项目的管理与部门业务指导。

上述几项指标评分之所以接近，没有区分出学生与医生各自的优势，原因不是指标体系不需要这些指标，也不是医生与学生都已熟练掌握了指标要求的内容，而是本书在下一阶段的研究中，要为这些实用人才指标体系设置评价标准，以正确评价医生与学生掌握的情况。

6.5.2 医学本科学生与医学专科学生的比较

6.5.2.1 调查结果

在本科生与专科生的比较分析中，本书选取了农村常用药物、农村保健康复、农村疾病控制、家庭诊疗服务、农村公共卫生等知识，以及职业操作能力等方面的32项指标，比较上述指标中本科生与专科生之间的差异情况。对32项指标的评分数据采用秩和检验，计算结果为6项指标 $P>0.05$，没有差异性，26项指标 $P<0.05$，有差异性；有差异性的指标中，本科生与专科生体现了各自的优势，具体结果见表6－2。

表6－2 本、专科生对部分指标的评价情况

指标	类别	100分	80分	60分	40分	20分	本科生均秩次	专科生均秩次	Z值	P
n38	本科生	114	94	48	35	10	514.606	557.286	－2.118	0.034
	专科生	336	243	158	39	13				
n39	本科生	103	93	70	32	3	515.061	557.112	－2.074	0.038
	专科生	310	256	153	55	15				
n40	本科生	95	122	67	14	3	557.158	541.053	－0.790	0.430
	专科生	298	205	182	73	31				
n41	本科生	124	75	23	45	34	577.299	533.369	－2.132	0.033
	专科生	245	212	123	161	48				

续表

指标	类别	100 分	80 分	60 分	40 分	20 分	本科生均秩次	专科生均秩次	Z 值	P
*n*42	本科生	118	83	34	39	27	577.412	533.326	-2.140	0.032
	专科生	233	213	188	149	6				
*n*43	本科生	104	92	63	27	15	578.198	533.026	-2.207	0.027
	专科生	249	157	285	72	26				
*n*44	本科生	99	102	58	34	8	548.733	544.267	-0.219	0.826
	专科生	239	299	158	44	49				
*n*45	本科生	101	59	85	46	10	528.879	551.841	-1.117	0.264
	专科生	268	201	194	93	33				
*n*46	本科生	92	62	79	45	23	592.261	527.661	-3.105	0.002
	专科生	165	229	116	181	98				
*n*47	本科生	104	83	69	38	7	578.385	532.954	-2.213	0.027
	专科生	196	247	240	97	9				
*n*48	本科生	100	91	49	46	15	508.832	559.489	-2.491	0.013
	专科生	287	283	132	59	28				
*n*49	本科生	92	73	69	45	22	505.176	560.883	-2.712	0.007
	专科生	263	251	150	117	8				
*n*50	本科生	85	89	65	52	10	514.533	557.314	-2.083	0.037
	专科生	251	243	193	89	13				
*n*51	本科生	99	83	62	39	18	583.631	530.953	-2.559	0.011
	专科生	172	281	130	197	9				
*n*52	本科生	88	92	64	36	21	493.008	565.525	-3.561	0.000
	专科生	278	292	121	89	9				
*n*53	本科生	93	92	41	42	33	559.257	540.252	-0.917	0.359
	专科生	233	186	192	104	74				
*n*54	本科生	86	110	52	34	19	511.287	558.552	-2.323	0.020
	专科生	268	292	124	90	15				
*n*55	本科生	110	93	70	25	3	509.543	559.217	-2.470	0.013
	专科生	323	285	133	34	14				
*n*71	本科生	114	74	84	23	6	577.261	533.383	-2.142	0.032
	专科生	223	288	127	145	6				

续表

指标	类别	100分	80分	60分	40分	20分	本科生均秩次	专科生均秩次	Z值	P
n72	本科生	112	55	96	26	12	516.317	556.633	-1.978	0.048
	专科生	299	247	139	95	9				
n73	本科生	92	98	46	22	43	505.748	560.665	-2.690	0.007
	专科生	269	277	147	86	10				
n74	本科生	98	76	92	26	9	531.664	550.778	-0.933	0.351
	专科生	281	224	156	110	18				
n75	本科生	108	66	84	40	3	506.135	560.518	-2.675	0.007
	专科生	305	263	133	81	7				
n76	本科生	109	72	56	27	37	507.930	559.833	-2.548	0.011
	专科生	280	292	119	85	13				
n77	本科生	95	86	50	24	46	528.872	551.843	-1.117	0.264
	专科生	229	266	159	118	17				
n78	本科生	111	63	41	47	39	510.151	558.985	-2.383	0.017
	专科生	292	221	131	137	8				
n79	本科生	123	64	56	42	16	509.480	559.241	-2.464	0.014
	专科生	339	237	126	78	9				
n80	本科生	128	83	42	32	16	580.437	532.172	-2.359	0.018
	专科生	265	221	186	108	9				
n81	本科生	122	63	42	62	12	576.739	533.582	-2.092	0.036
	专科生	231	201	189	143	25				
n82	本科生	114	73	89	23	2	578.266	533.000	-2.229	0.026
	专科生	237	197	298	51	6				
n85	本科生	114	73	63	23	28	576.370	533.723	-2.076	0.038
	专科生	221	204	259	78	27				
n86	本科生	96	94	57	42	12	588.347	529.154	-2.875	0.004
	专科生	172	253	233	87	44				

6.5.2.2 结果讨论

专科生评分较高的指标主要有农村常用药物知识、妇幼卫生保健指导、中医中药相关知识、计划生育技术指导、妇科病的诊断复查、家庭健康保健服务、免疫接种技术及地方病、农村流行病的防治以及农村重点康复保健服务等。上述指标在一定程度上体现了专科层次的人才培养定位，指标体系体现出了专科层次教育的基层特色，说明指标体系在人才内涵的基层特色方面是符合要求的。

本科生自评分数较高的指标主要包含了农村常见病与多发病的诊疗、急诊病人应急处理、眼耳鼻喉疾病基本诊断治疗、产科急症处理、一般腹部手术操作、慢性非传染性疾病诊疗与康复锻炼等，以及病史询问技巧、适宜检查方法与治疗方案选择、对资料信息处理与利用能力等。上述指标主要反映近年来学校对学生综合能力、人文素质教育、临床操作技能的重视，指标体系反映了本科院校教育教学改革的成就，以及教育教学水平的优势，指标体系对本科学校的评价是客观的，也是实事求是的。

本科生与专科生评分较为相近的指标主要为中医学基本诊疗原则方法、中药的用法、急危重症的处理、重大疾病治疗建议能力、出院后续治疗与保健康复指导、儿童常见病诊疗与意外伤害预防指导以及国家卫生政策的宣传讲解等。就上述指标内容来看，本科生与专科生的评分相差不大也是符合实际情况的，因为二者均尚处于实习阶段，基本上不可能熟练掌握上述指标要求的内容，上述指标内容设置是合情合理的。

6.6 指标应用调查总结

本调查是把实用人才内涵指标转化为调查问卷开展的，目的是了解乡镇卫生院医生人才内涵与理想状态之间的差别，了解指标内容是否能够反映不同群体在知识、能力与素质上各自的优势，以及思考指标评价过程中反映出问题对下一步研究的提醒与借鉴意义。

对本科生与医生进行调查的指标体系包含了 59 项指标，其中医生比本科评价占优势的指标有 33 项，占评价指标的 55.93%，本科生比医生评价占优势的指标有 11 项，占评价指标的 18.64%，两者没有显著性差异的指标有 15 项，占评价指标的 25.42%。在评价的 59 项指标中，医生的优势在指标体系中反映得十分明显。

本科生与专科生对指标的评价包含 32 项，以基层医疗服务职业操作技能、职业能力与交流沟通能力为主，比较的情况是专科生有 14 项优势指标，本科生占据了 12 项指标优势，还有 6 项指标没有显著性差异。在办学定位、师资力量、教育教学水平等方面体现出了本科学校与专科学校各自人才培养的优势，指标的内容设定与评价条目比较符合医学教育的实际情况。

本次对指标体系的调查说明了以下几方面的问题：一是指标体系科学、有效，指标内容能够真实反映乡镇卫生院、医学本科学校与专科学校在人才培养方案方面各自的优势，以及在农村基层卫生人才培养中三类人群与理想状态之间的差距；二是指标体系具有明确的指导作用，客观地评价了乡镇卫生院医生、医学生在知识、能力与素质上不足的地方，这既为医学院校人才培养提出建议，也为乡镇卫生院卫生技术人员的培训提供了借鉴；三是指标体系的应用调查揭示出医学教育存在的问题，在人才培养目标定位十分清晰的前提下，在知识、能力与素质方面，专科层次的医学教育对本科层次的医学教育一些本应有的优势或特色没有体现出来，反映出我国医学教育的培养目标与人才培养过程之间存在脱节问题。

7 研究总结与前景展望

7.1 研究的主要结论

7.1.1 知识、能力与素质是医学实用人才内涵的关键要素

对医学实用人才内涵的分析需要一个理论依据，需要找到内涵构成的要素，并且构成要素能够准确反映人才结构；KAQ 理论把人才单体结构的要素规定为知识、能力与素质，阐明了三要素之间的关系；KAQ 理论准确反映了个体人才的内部结构，三要素之间的关系符合人才培养规律，能够科学指导医学实用人才内涵的分析，所以医学实用人才的培养是以能力培养为中心，理论知识与专业技能应与临床实践相联系，职业道德与个人修养是能力发挥的保障，三要素是医学实用人才内涵框架构建的关键。

7.1.2 医学教育标准是确定医学实用人才内涵的基本依据

医学实用人才的培养必须符合一定人才培养标准，满足既定人才培养目标的要求。《全球医学教育最低基本要求》从“医学知识、临床技能、职业态度、行为和职业道德”四个方面，对世界各国医学教育提出了基本的、必需的要求；《中国本科医学教育标准》针对教育宗旨、教育计划、教育资源以及科学研究等 46 个项目，提出了 35 项要求。上述标准要求既全面又细致，是医学人才培养的重要依据，医学实用人才是高等医学教育培养的人才，必须符合医学教育最基本的要求，人才内涵必须依据上述医学教育标准进行分析，才能保证医学实用人才的质量

是合格的。

7.1.3 医学实用人才内涵的界定必须满足乡镇卫生院三大基本职能的要求

医学实用人才服务于乡镇卫生院，所以人才培养必须立足于乡镇卫生院基本医疗、公共卫生服务与公共卫生管理三大职能，也只有如此，才能满足农民的卫生服务需要，才能适应工作环境，真正成为农村的实用卫生人才。医学实用人才培养不仅应重视基本医疗知识与技能，还应重视农村公共卫生服务知识与技能，在疾病控制方面应重视农村与上级医院职责错位与互补关系，如慢性非传染性疾病的应对，重大疾病的院后康复治疗与定期复查等，这也是农村基层卫生人才内涵分析的重要依据与特色。

7.1.4 医学实用人才的内涵应兼顾知识的全面性与技能的实用性

农村高频率疾病较集中，多为常见病、多发病与慢性非传染性疾病；疾病诊断手段主要是超声、X 线片、生化检查及心电图等一般诊断技术，难度小、易掌握；治疗主要是常规治疗、并发症处理以及急危重症疾病的转诊等。因此，医学实用人才培养的重点在知识面的宽度上，而不是知识的精度与深度上，专业技能要根据常见疾病种类来选择，另外，应掌握一些适宜于农村的中医诊疗技能，为农民提供经济、有效的诊疗方式。

7.1.5 医学实用人才内涵需要转化为指标体系才能服务于人才培养

本书旨在通过分析医学实用人才的内涵，为医学实用人才的培养提供导向和依据，从而使医学人才培养能够满足乡镇卫生院的实际需求。因此，医学实用人才的内涵必须具有可操作性，才能更好地服务于医学人才的培养。本书经过专家咨询和层次分析，确定了乡镇卫生院医学实用人才内涵的指标体系，共有3个层级、138项内容，指标体系既考虑到了人才培养的供方因素，也考虑到了人才需方的要求，能够指导医学实用人才的培养。

7.2 研究存在的不足之处

调查对象方面，选取的近300名医生是河南省区域内的，可以代表中西部地区的情况，但不能代表全国的情况，在研究结果推广上还需要进一步研究。

调查内容方面，在乡镇卫生院疾病类别与关键诊疗技术手段的调查中，疾病谱有一定的区域性，只能代表河南省农村情况，不能代表更大区域。

指标验证方面，指标体系合理性与科学性验证的重要依据是毕业生的人才培养质量，而人才培养是一个长期的过程，指标体系进一步优化需要较长的时间，短期内难以取得明显的验证效果。

7.3 后续的研究

根据研究目的，并兼顾到本书研究过程中的不足之处，在做人才培养方案改革时要做以下工作：

7.3.1 评价目前实施的人才培养方案

医学院校对基层医疗卫生机构卫生人才的培养一般有两种类型：一是培养目标定位于基层医疗卫生机构；二是招生项目专为基层医疗卫生机构定制。那么，目前实施的人才培养方案与基层卫生服务人才需求的契合度如何，培养方案有哪些优势与不足之处，如何进行人才培养方案的改革，这是本书下一步需要研究的方向。

7.3.2 建立人才培养方案的实施途径

对人才培养方案进行评价并提出整改意见后，确定实施路径。确认人才培养目标的调整步骤与程序，探索专业课程体系的改革办法，提出改进和完善培养方式的意见与建议，以及对培养过程进行监控的措施。

7.3.3 建立人才培养方案实施的保障机制

研究医学院校人才培养改革的动机，评价人才培养涉及的行政管理部门、教学单位、乡镇卫生院的职责，特别是医学院校内部各部门的职责与工作机制；畅通意见反馈的渠道，设立负责信息反馈与总结的部门，探索再调整意见实施的机制，这是下一步研究的方向与计划。

7.3.4 对医学实用人才内涵与指标体系可靠性的验证与反馈

实用人才内涵分析与指标建立存在一定的局限性，只有将其放到医学院校人才培养工作实践中进行验证，才能检验人才内涵分析结果是否符合实际情况，才能验证指标体系的可靠性、灵敏性与科学性，从而得到对医学实用人才内涵与指标体系的修正有指导意义的调整信息，更好地调整指标体系，为乡镇卫生院医学实用人才的培养发挥指导作用。

人才培养方案的实施需要教育行政管理部门加大监督指导力度，医学院校教务管理部门要建立基层用人单位意见反馈渠道，乡镇卫生院要总结农村基层实际情况向人才培养机构反馈意见，为人才培养方案的实施与调整做好信息咨询。

参考文献

[1]联合国教科文组织．世界高等教育发展与趋势[R].2003.

[2]中国教育年鉴(1998—2012)[EB/OL].教育部,http://www.moe.gov.cn/jyb_sjzl/moe_364/zgjynj_2015/.

[3]王彦杰．独立学院基层卫生实用人才培养模式的思考[J].中国成人教育,2013(14):48-50.

[4]Julio Frenk, Lincoln Chen, Zulfiqar A Bhutto, et al. Health Profession for a New Century: Transforming Education to Strengthen Health Sysytem in an Interdependent World[R]. The Lancet,376:1923-1958.

[5] Ravallion M, Chen S, Sangraula P. Dollar a Day Revisited. The World Bank Development Research Group Policy Research [J]. Working Paper, 2008:4620.

[6]国家卫生部．中国卫生健康统计年鉴(1950—2012)[EB/OL]. https://www.yearbookchina.com/navibooklist-n3020013080-1.html? from = singlemessage.

[7]韩俊,罗丹．中国农村卫生调查[M].上海:上海远东出版社,2007.

[8]徐德莉．农村医疗困境与农村卫生人才培养相关性研究[J].农村经济与科技,2009,20(2):27-28.

[9]陈文玲,易利华.2011年中国医药卫生体制改革报告[M].北京:中国协和医科大学出版社,2011.

[10] Chen L C. Striking the Right Balance: Health Workforce Retention in Remote and Rural Areas[J]. Bull World Health Organ,2010(88):323.

[11] WHO. Increasing Access to Health Workers in Remote and Rural Ar-

eas through Improved Retention[DB/OL]. Geveva: World Healthg Organization,2010, [2013 - 09 - 01] http://www. who. int. /hrh/retention/guidelines/en/index. html.

[12] Chen L, Evans T, Anand S, et al. Human Resources for Health: Overcoming the Crisis[J]. Lancet, 2004,364:1984 - 1990.

[13] Amin Z, Burdick W P, Supe A, et al. Relevance of Flexner Report to Contemporary Medical Education in South Asia[J]. Acad Med, 2010,85:333 - 339.

[14] Josiah Macy Jr Foundation. Revisiting the Medical School Educational Mission at a Time of Expansion [M]. Charleston: Josiah Macy Jr Foundation,2008.

[15]李鸿浩,王莉,李幼平,等.2008—2010年中国西部地区试点乡镇卫生院前15位住院疾病比较研究[J].中国循证医学杂志,2011,11(6):622 - 630.

[16]张宇生,薛镭,迟莉莉,等.黄河流域乡镇卫生院运营状况及对策[C].中国卫生政策研究论坛文集,2011.

[17]王洁,赵莹,郝玉玲,等.农村基层卫生人才队伍建设的现状、问题及建议[J].中国卫生政策研究,2012,5(4):45 - 50.

[18]黄玉珊,曾林淼,李幼平,等.我国农村卫生改革政策系统回顾及绩效评价研究[J].中国循证医学杂志,2012,12(3):293 - 304

[19]郑诗,许东武.农村医学人才培养的研究与实践探讨[J].中国中医药资讯,2011,3(13):349.

[20]崔明辰,宋国华.顺应医疗卫生体制改革形势 大力为农村基层培养输送医疗卫生人才[J].中国高等医学教育,2011(3):10 - 11,16.

[21]涂师平.初探乡镇卫生院队伍建设[J].中国实用医药,2010,5(23):268 - 270.

[22]黄伟,龚勋,张洁欣,等.中国农村卫生人力资源现状分析与思考[J].医学与社会,2007,20(9):21 - 23.

[23]王陇德.建立解决农村医疗人才缺乏问题的长效机制[J].中国卫生经济,2009,24(1):5 - 6.

[24]卫生部基层卫生妇幼保健司、人事司课题组.中国农村卫生人才

培养与稳定研究报告[J]. 中国初级卫生保健杂志,2001,18(15).

[25]庞文云,付丽. 首都农村医学人才培养体系建设与农村医学人才培养的研究与实践[J]. 首都医科大学学报,2009,30(5):577 -579.

[26]高卉,黄翠莲,金延安. 农村订单定向免费医学教育人才培养的几点思考[J]. 中华医学教育探索杂志,2011,10(7):780 -782.

[27]申颖,韦波,张海英. 农村订单定向医学生人才培养方案构建与探索[J]. 中国高等医学教育,2012(8):3 -4.

[28]关利新,郭丽双,王莞. 应用型医学人才培养模式的探索与实践[J]. 牡丹江医学院学报,2012,33(6):101 -103.

[29]Colins E, Katona C, Orre M. Management of Depression in the Elderly by General Practitioners: Attitude Stoaging and Factor Safecting Practice [J]. Family Health Care,1995(12):12 -17.

[30]Taylor R B. Family Medicine: Current Issue and Future Practice [M]. Taylor R B. Family Medicine - Principles and Practice. New York: Spring, 1998: 1 -5.

[31]Roberts Emilie, Mays Nicholas. Can Primary Care and Commucity - based Models of Emergency Care Substitute for the Hospital Accident and Emergency (A&E) Department[J]. Health Policy, 1998,44(3):191 -214.

[32] Pickering G. Quest for Excellence in Medical Education: a Personal Survey[M]. Oxford:Oxford University Press,1978.

[33] Harden R M. What is an OSCE? [J]. Med Teach, 1988(10):19 -22.

[34] Azizi F. The Reform of Medical Education in Iran[J]. Med Teach, 1997,31:159 -162.

[35] Kent A. de Villiers M R. Medical Education in South Africa - exciting Times[J]. Med Teach, 2007(29):906 -909.

[36] Kurdak H, Altintas D, Doran F. Medical Education in Turkey: Past to Future[J]. Med Teach, 2008(30):768 -773.

[37] Lam T P, Lam Y Y. Medical Education Reform: The Asian Experi-

ence[J]. Acad Med, 2009(84):1313 - 1317.

[38]曾冬梅,黄国勋. 高等学校人才培养模式改革要略[J]. 教育与现代化,2002(2):79 - 80.

[39]龚怡祖. 论大学人才培养模式[M]. 南京:江苏教育出版社,1999:16.

[40]马国军. 构建创新人才培养模式的研究[J]. 高等农业教育,2001(4):19 - 21.

[41]张文新. 高等教育心理学[M]. 济南:山东人民出版社,2004:60 - 61.

[42]方建文,丁祖诒,武宝瑞. 全面素质教育手册[M]. 北京:中国物资出版社,1997:3.

[43]俞启平,陈永年,陈志军. 英、德两国卫生服务模式现状与借鉴[J]. 国外医学—卫生经济分册,2007,24(4):145 - 151.

[44]于保荣,王维夫,李友卫. 英国、澳大利亚和德国的基本卫生服务提供及管理体制研究[J]. 中国卫生事业管理,2007,9(231):641 - 644.

[45]尹晓然,张军. 国外临床医学教育现状及对我国教育体制改革的启示[J]. 西北医学教育,2006,14(3):271 - 274.

[46]吕慈仙,李学兰. 国外全科医生培养方式及其对我国高等院校的启示[J]. 中国农村卫生事业管理,2012,32(8):779 - 782.

[47]Australian Government of Health and Ageing General Practicein Australia: 2004[M]. Canbenna ACT: National Capital Printing, 2005:131 - 132.

[48]Gemeah H H, Peters S. Can Medical Education be Fun as well as Educational? [J]. BMJ,2002, 325(7378):1453 - 1454.

[49] National Research Council. Transforming Undergraduate Education for Future Research Biologists [M]. Washington, D. C. :National Academies Press, 2003.

[50]New York Academy of Medicine. The Empirical Literature Comparing for Profit and Nonprofit Hospitals, Managed Care Organizations, and Nursing Homes:Updating the Institute of Medicine Study[M]. Washington, D. C. : New

York Academy of Medicine,1999.

[51]Frank J, Papa Peter H, Harasym. Medical Curriculum Reforms in North America,1765 – the present: A Cognitive Science Perspective [J]. Academic Medicine,1999,74(2):154 – 164.

[52]Mary Gleanson Heffron, Deborab Simspon, Mahendr S K. Competency – based physician education, recertification, and licensure [J]. Wisconsin Medical Journal,2007,106(4):215 – 218.

[53]William T Mallon. Medical School Expansion: De'ja'Vu All Over Again? [J]. Academic Medicine,2007,82(12):1121 – 1125.

[54]John H, Andrew B, Suzanne A B. A Guide for Developing Patient Safety Curricula for Undergraduate Medical Education[J]. J Am Med Inform Assoc, 2002,9(6):124 – 127.

[55]Vieira J E. Directing Student Response to Early Patient Contact by Questionnaire [J]. Medical Education, 2003,37(2):119 – 125.

[56] Highlights on Health in United Kingdom 2004 [OL]. http://www. uro. who. int/document/e88530. pdf, acccessed Jun. 2nd. 2007.

[57] General Medical Council. Tomorrow's Doctors [M]. London: GMC, 2003.

[58]Dahle L O, Brynhildsen J, Berbohm F M, et al. Pross and Cons of Vertical Integration between Clinical Medicing and Basic Science within a Problem – based Undergraduate Medical Curriculum: Examples and Experiences from Linkoping [J]. Med Teach, 2002(24):280 – 285.

[59]Amanda H, Peter C, Judy S, et al. New Perspectives – approaches to Medical Education at Four New UK Medical Schools [J]. BMJ, 2004,329(7461):327 – 331.

[60]安延. 欧洲高等教育学制在法国的实施[J]. 全球教育展望,2006,35(9):89 – 71.

[61]许涛. 法国高等医学教育[J]. 昆明医学院学,2007,1(1):99 – 102.

[62]路振富,金魁和．日本医学教育改革的最新进展[J]．中国高等医学教育,1998(1):58－59.

[63]路振富,孙贺一．日本最新确定的医学教育模式——“核心课程教学内容指南”简介[J]．中国高等医学教育,2001(5):58－59.

[64]武玉欣．日本医学教育中基本临床技能的教育评价[J]．日本医学介绍,2004,25(8):377－378.

[65]Amanda H, Janie A. Involing Patients in Medical Education[J]. BMJ, 2003,327(7410):326－328.

[66]Pimparyon P, Roff S, Mcaleer S, et al. Educational Environment, Student Approaches to Learning and Achievement in a Thai Nursing School[J]. Medical Teacher, 2000,22(4):359－365.

[67]Hendry G D, Schreiber L, Bryce D. Patients Teach Students: Partners in Arthritis[J]. Education Med Educ, 1999,33:674－677.

[68]Martin B. Teaching Staistics to Medical Students Using Problem－based Learning: the Australin Experience [J]. BMC Med Educ, 2004(4):31.

[69]Kim S, Lee M S, Ahn D S. Curriculum Design for Problem－based Learning on a Volunteer Basis: a Yonsei Approach [J]. Yonsei Medical Journal, 2002,43(2):139－144.

[70]Newman M J. Problem－based Learning: an Introduction and Overview of the Key Features of the Approach [J]. J Vet Med Educ, 2005,32(1):12－20.

[71]Mc Parland M, Noble L M, Livingston G. The Effectiveness of Problem－based Learning Compared to Traditional Teaching in Undergraduate Psyhciatry [J]. Med Edu, 2004,38(8):859－867.

[72]Marie－Louise B D, David B K, Geoffrey K M, Glynn D K, Johnson F B,Susan J G. Vertical Intergration in Teaching And Learning (VITAL): an Approach to Medical Education in General Practice [J]. General Practiceand Medical Education－Viewpoint, 2007,187(2):133－135.

[73]Aarie Marshall, Tim Wilson. The NHS Revolution: Health Care in the

Market Place Competition in General Practice [J]. Education and Debate, BMJ, 2005, 331:1196 - 1199.

[74] Oachim Sturmberf, Sam Heard. General Practice Education in Australia[J]. Reprinted from Australia Family Physician, 2004, 35(5):353 - 355.

[75] The Association of Faculties of Medicine of Canada. The Future of Medical Education in Canada (FMEC): a Collective Vision for MD Education [R]. Ottawa: The Association Faculties of Medicine of Canada, 2010.

[76] Josiah Macy Jr Foundation. Revisiting the Medical School Educational Mission at a Time of Expansion[R]. Charleston: Josiah Macy Jr Foundation, 2008.

[77] Cooke M, Irby D M, O'Brien B C, et al. Educating Physicians: a Call for Reform of Medical School and Residency[R]. Stanford: The Carnegie Foundation for the Advancement of Teaching, 2010.

[78] Luban - Plozza B. Empowerment Techniques: from Doctor - centered (Balint Approach) to Patient - centred Discussion Guoups[J]. Patient Educ Couns, 1995, 26:257 - 263.

[79] Hans Karle, Dvaid Gordon. Quality Standard in Medical Education [J]. The Lancet, 2007, 370(11):1828.

[80] Zhang D, Unschuld P U. China's Bardfoot Doctor: Past, Present, and Future[J]. Lancet, 2008, 372:1865 - 1867.

[81] WHO. The Global Education Smallpox - final Report of the Global Commission for the Certification of Smallpox Eradication[R]. Geneva, 1979.

[82] Siantz M L, Meleis A L. Integrating Cultural Competence into Nursing Education an Practice: 21Century Action Steps[J]. Transcult Nurs, 2007, 18: 80 - 90.

[83] Porter R. The Greatest Benefit to Mankind: a Medical History of Humanity[M]. New York: W W Norton and Company, 1997.

[84] Irvine D. A Short History of the General Medical Council[J]. Med Educ, 2006, 40:202 - 211.

[85] Bonner T N. Becoming a Physician: Medical Education in Britain, France, Germany, and the Unit States, 1750—1945 [M]. Oxford :Oxford University Press, USA,1996.

[86]Medical Professionalism in the New Millennium: a Physician Charter [J]. J Am Coll Surg, 2003,196:115 - 118.

[87]Levinson W, Lesser C S, Epsterin R M. Developing Physician Communication Skill for Patient - centered Care [J]. Health Aff (Millwood), 2010 (29):1310 - 1318.

[88]National Heath Workforce Service (UK). The Role of the Doctor Consensus Statement [M]. London: NHS, 2007. http://www. nhsempolyers. org/Planing Your Workforce/Medical/ Workforce/Future - of - the - medicalworkforce/ Pages/Role - of - doctor - consensus. aspx(accessed Dec. 12,2013).

[89]HO. Increasing Access to Health Workers in Remote and Rural Areas through Improved Retention[M]. Geneva:World Health Organization,2010.

[90]Urn P,Ppz M R D,Stilwell B, et al. Imbalance in the Health Workforce[J]. Hum Resourc Health,2004(2):1 - 12.

[91]lUmenthal D S. Geographic Imbalance of Physician Supply:an International Comparison[J]. J Rural Health,1994(10):109 - 118.

[92]Ochar M S, Simpson D E, Brown D. Graduate Medical Education at the Medical College of Wisconsin: New Initiatives to Respond to the Changing Residency Training Environment[J]. WMH,2003,102(2):38 - 42.

[93] Zyurda F, Dokmeci F. Palaogu O, et al. The Role of Interacrive Training Skills Courses in Medical Education at the Ankara University School of Medicine[J]. Teach - Learn - Med,2002,14(3):189 - 193.

[94]Kark S. The Practice of Community Oriented Primary Health Care[M]. New York: Appleton - Centuty - Crofts,1981.

[95]Seipp C. Health Care for the Community[M]. Baltimore: Johns Hopkins University Press,1963.

[96]Chen C C, Bunge F M. Medicine in Rural China[M]. Berkeley: University of California Press,1989.

[97]Wyon J B. Gordon J E. The Khanna Study: Population Problems in the Rural Punjab[M]. Cambridge: Harvard University Press,1971.

[98]Long D M. Competency Based Residency Training: the Next Advance in Graduate Medical Education[J]. Acta – Neurochir – suppl, 2001(78):153 – 158.

[99]Helan Gerald P. Gary Nancy E, et al. The Changing Pool if International Medical Graduates Seeking Certification in US Graduate Medical Education Programs[J]. JAMA,2002,288(9):1079 – 1084.

[100]Anonymous. Editor's Pick. Major Changers in Clinical Medical Education[J]. West J Med,2001,174(4):225.

[101]Rydrych D. Closing the Gap. Funding Clinical Medical Education in Minnesota[J]. Minn Med,2003,86(2):41 – 45.

[102]Harden R M. International Medical Education and Future Directions: a Global Perspective[J]. Academic Medicine,2006,81(12):22.

[103]Deborah J, Davis, Charlotte Ringsted. Accreditation of Undergraduate and Graduate Medical Education: How do the Standards Contribute to Quality [J]. Advances in Health Sciences Education,2005,11(3):305.

[104]Chen F M, Phillips R L. Accounting for Graduate Medical Education Funding in Family Practice Training[J]. Fam Med, 2002, 34(9):663 – 668.

附录1　我国乡镇卫生院卫生人才队伍建设概述

改革开放40多年来，我国的经济体制改革取得了巨大成功，国家的综合实力大大提升，国际地位得到显著提高，广大人民群众的生活有了基本保障，生活水平逐年提高。但是我国的卫生服务不能满足人民群众的需求，不能保证人民群众的身体健康，甚至基本的卫生保健服务也存在着很大的问题。不同人群的卫生服务公平性下降，卫生资源的整体利用效率低下，有限的卫生资源分布不合理，一方面是城市医院的过度医疗，另一方面是广大农村地区与贫困地区“看病难、看病贵”“缺医少药”，特别是“因病致贫”“因贫返贫”致使不少农民丧失刚刚建立起来的幸福感，导致社会、政府的信任度降低，这必然有悖于社会主义和谐社会建设的初衷，不利于社会的稳定，影响社会经济的发展。因此需要各方认真思考、研究与探索，解决我国卫生体制改革过程中所遇到的难题，为广大人民群众创造一个和谐的生活环境，为国家的综合实力增强提供强大的人力支持。

1　农村卫生服务体系建立与卫生人才队伍建设

新中国成立以来，我国农村卫生服务体系的建设历程可谓是一波三折，在曲折中艰难前进。新中国成立初期，我国在很短的时间内迅速地建立了农村三级医疗卫生服务体系，广大农村地区的基本医疗、卫生保健、疾病防治等有了明显的改善，并且建设起一支数量庞大、结构合理、服务便捷、实用性强的农村医疗卫生队伍；到改革开放时，因为农村经济结构的改变，政府投资缺失，政策引导偏离，卫生服务机制没有相应的应变措施，导致农村卫生服务网络支离破碎，基层服务功能丧失；医疗卫生体制改革时期，基层卫生服务成为我国医疗卫生服务体系的软肋，成为各类重大传染病、流行病肆意横行的突破点，给人民群众的身体健康造成巨大的威胁，给国家政府带来巨大的损失，特别是医疗卫生服务存在城乡差别、地域差别的现实，给国家经济的进一步发展、社会生活水平的提高带来了巨大的困难。我国各级政府本着提高人民生活水平、保证人民身体健康的目的，从改革开放到现阶段医改时期陆续出台相关卫生政策，调整农村医疗卫生服务功能，建设农村医疗卫生服务体系，建设农村卫生服务队伍。1985 年 4 月，卫生部发布的《关于卫生工作改革若干政策问题的报告》标志着我国医药卫生体制改革的正式启动，中国政策转型的序幕正式拉开。到 20 世纪 80 年代末，城乡居民看病难、住院难、手术难的问题基本解决，但同时也存在严重的深层次问题，公共卫生支出占 GDP 比重明显下降，1980 年政府卫生投入占卫生总费用的 1/3，1990 年降为 1/4，政府投入减少的一个直接后果就是农村三级医疗卫生服务网络支离破碎，基层卫生机构土崩瓦解，基层医疗卫生服务功能丧失殆尽。到 1989 年全国继续坚持实行合作医疗的行政村由过去的 90% 降至 4.8%。2003 年《关于印发〈关于农村卫生事业补助政策的若干意见〉的通知》，明确了农村卫生的补助范围，但经费在多数地区未能落实，2003 年的 SARS 流行暴露了中国公共医疗卫生体系的脆弱；2005 年国务院发展研究中心对最新医改的报告指出：中国关于医疗的卫生体制改革基本上是不成功的；随后，新一轮医药卫生体制改革逐渐启动。

2009 年，《中共中央、国务院关于深化医药卫生体制改革的意见》的医改方案中强调了要增加投入，维护社会公平正义，逐步建立覆盖城乡居民的基本医疗卫生制度，实现人人享有基本医疗卫生服务的目标。新医改方案自公布实施以来，卫生事业得到了很大的发展，农村基层医疗卫生服务网络体系进一步完善，在原有的基础上，2010 年中央安排资金，支持了 900 个县医院、1620 家中心乡镇卫生院、1228 个城市社区卫生服务机构和 11250 个村卫生室的建设；各地基层医疗卫生队伍建设进一步加强，以全科医生为重点的基层医疗卫生队伍建设规划全面实施，乡镇卫生院与村卫生室的卫生人员培训逐步展开；基层医疗卫生机构的功能进一步明确，突出基本医疗和公共卫生服务的功能；同年，在卫生部印发的《县医院、县中医院、中心乡镇卫生院、村卫生室和社区卫生服务中心 5 个基层医疗卫生机构建设指导意见》文件中对乡镇卫生院的基础设施、医疗器械设备的配置作了明确指示，要求各级政府加大投资力度，既考虑到基层机构的基本设施设备，又对区域间的卫生资源均衡有原则上的要求，如功能适宜、布局合理、规模适度；2010 年 3 月《以全科医生为重点的基层医疗卫生队伍建设规划》提出，自 2010 年起，计划用三年时间培养 6 万名医生，利用“规培”培养出 1 万名全科医生，再通过现有医生转岗培养 5 万名全科医生，到 2020 年，再培养 20 万名全科医生，逐步形成一支数量适宜、结构合理、服务水平高、相对稳定的基本医疗卫生队伍[1]。

2　乡镇卫生院的发展变迁与功能定位对人才培养的影响

2.1　乡镇卫生院的建立与发展

乡镇卫生院的前身是公社卫生院[2]，新中国成立初期，分布在基层各类医疗卫生机构实行合并，由基层人民政府——人民公社统一管理，在各个公社设立卫生院，公社卫生院负责基本卫生服务，主要职责有基本医疗服务、群众卫生运动，基层业务指导与技术人员的培训等；到 20 世纪 80 年代，我国实施行政管理体制改革，撤销人民公社，成立乡人民政府，公社卫生院随之改为乡镇卫生院，农村三级医疗卫生体系初步建立，作为卫生体系中重要的一环，发挥承上启下的重要职能作用；到医药卫生体制改革期，农村三级医疗卫生网络构建趋于完善，发挥枢纽作用，是农村地区卫生服务的核心部门[3]。汪文新等认为，我国乡镇卫生院成立的初期阶段职责清晰、功能定位合理，符合当时我国的农村基层医疗卫生的实际情况，所以能够发挥自身功能与作用，并且能够迅速地发展壮大起来，同时也培养了一大批基层医疗卫生人才。

2.2　不同时期乡镇卫生院的属性与功能

新中国成立初期，卫生部发布《关于加强人民公社卫生工作的几点意见》（1954 年 4 月），确认卫生院是“人民公社举办的集体卫生福利事业”，不应当成企业或副业，不应自负盈亏，更不要上缴利润，形成了集医疗、预防保健为一体的农村综合性卫生机构。1980 年，《关于搞好三分之一左右县的卫生建设整顿的意见》（1980 年）提出“逐步形成了县、公社、大队三级医疗卫生网”，作为三级网重要组成部分的公社（乡镇）卫生院有着很重要的地位。改革开放前，在我国农村地区建立起了众多“乡卫生院”“村卫生室”“村保健站”等，广大农民的基本医疗有保证，农民能看得起病、能便利地就医治疗，以“县医院、乡镇卫生院与村卫生室”为主体建立了农村三级医疗预防体系[4-5]。夏红等认为新中国成立初期乡镇卫生院人才队伍快速发展的一个重要原因就是政府重视，卫生资源分配形式极大地支持了乡镇卫生院的发展，另一个重要因素是国家政策明确了乡镇卫生院的地位与属性。乡镇卫生院人才队伍的建设，一是需要正确的机构功能定位与明晰的岗位职责；二是需要政策的长期稳定。

改革开放时期，随着农村经济改革的推进，我国行政管理机制和财政体制也发生了转变，特别是计划经济向市场经济转轨造成经营理念与价值取向的改变，加上政策引导的偏差，乡镇卫生院追求自身利益最大化；政府资金投入力度下降，乡镇卫生院得不到政府资金的投入，为了能够继续生存，不得已提高收费水平，但是服务质量没有相应地提高，农民对乡镇卫生院的满意度降低；加上村卫生室、私人诊所快捷方便、服务态度好，而县级医院水平高、质量优，导致了农村医疗服务的格局是“小病上诊所，大病上县及以上医院”，农村三级医疗转诊体系真可谓“土崩瓦解”，农村医疗卫生体系到了“名存实亡”的境地，乡镇卫生院业务量逐年降低，约有 70% 的卫生院濒临倒闭，其重大疾病预防功能成为一句空话。乡镇卫生院运转失灵，乡镇卫生院卫生人才队伍建设也就成为无源之水、无本之木，卫生管理体制是决定卫生人才队伍建设的政策环境，卫生人才的生存与发展起着决定性的作用。

医改时期，我国对乡镇卫生院的地位与功能定位明晰，《关于进一步加强农村卫生工作的决定》提出，“乡镇卫生院是以提供公共卫生服务为主，提供预防、保健、基本医疗等综合服务；受县级卫生行政部门委托承担辖区内公共卫生管理职能；负责对村级卫生机构的技术指导和对乡村医生培训”。文件表明了乡镇卫生院的功能，不能再仅仅定位于片面的基本医疗服务功能，而是为农村农民提供“六位一体”的综合性基层卫生服务，同时也明确了乡镇卫生院在农村卫生体系中的重要地位，是核心，是枢纽，是基层机构联系上级业务机构的桥梁，特别是规定了乡镇卫生院的公共卫生职责与功能。

2.3 卫生服务功能对人才培养的影响

乡镇卫生院在卫生服务功能上取得了一定的成就，为广大农民提供了一定量的基本医疗与卫生保健服务，但是与广大农民对卫生服务的需求相比还有很大的差距，特别是改革开放以后，随着经济发展，人民生活水平与文化水平的提高，农民健康观念改变，农村卫生服务需求也呈现出多样化与个性化特征，乡镇卫生院在功能上远远落后于农村实际需求；而乡镇卫生院的管理不到位、资金投入不足、服务水平低下等因素严重制约着服务能力的提高[6-7]。刘洪庆等认为农村基层卫生服务功能之所以受到制约，一方面是随着经济水平的提高，基层医院提供的卫生服务目标定位过低，不适应农民主观上的需要；另一方面是乡镇卫生院的管理体制不灵活与资金缺乏，制约了其卫生服务功能的发挥，使卫生技术人员的职业发展受到限制，不能激发卫生人员的积极性，卫生服务水平得不到提高，高素质的人才队伍建设目标难以实现。

3　我国乡镇卫生院建设存在的问题及对卫生人才的影响

3.1　基础设施差、技术设备落后

目前我国的医疗卫生资源80%集中在城市和大医院，大多数乡镇卫生院基本不具备疾病的接诊隔离、转运条件，水、电、暖设施不配套，中西部地区乡镇卫生院危房率为33%，70%的乡镇卫生院需要改造房屋。相关调查表明，我国乡镇卫生院的X光机、B超、洗胃机、心电图机与生化分析仪五大件配备不到10%，基本医疗所需要的简单常规检查也不能开展，甚至在条件落后的卫生院只有血压、体温计、听诊器三大件，基本医疗服务仅能维持在低水平状态[8-9]。余德莉等认为乡镇卫生院诊疗设施的过于落后，限制了卫生技术人员的诊疗技术发挥，也影响了基层卫生技术人员利用先进医疗设施提高诊疗水平的机会，进而影响了个人执业能力的提高。

3.2　卫生技术人员结构不合理、卫生服务能力弱

国家第四次卫生服务调查数据显示，乡镇卫生院技术人员的学历构成情况是中专及无学历人员占到了总人数的63%；由于没有形成为农村基层培养适宜人才的有效途径，无法吸引人才，也留不住人才，卫生技术人员整体素质偏低，医疗水平低下；在一项关于黄河流域乡镇卫生院运营状况的调查中发现[10]，4个样本县的24个乡镇卫生院普遍采取全科医生的治疗方式，没有专科医生提供针对某种疾病的诊疗，住院治疗也多限于输液，有些卫生院甚至不具备住院的条件；与此同时，我国乡镇卫生院药物使用还存在不合理现象，抗生素使用比例达到了62%，远远高出发展中国家45%～50%的水平[11]。张宇生等认为造成乡镇卫生院业务量减少的重要原因是农民对乡镇卫生院医生诊疗水平缺乏信

任，即使农民患了一般性疾病，也要想法到三级医院（即所谓的大医院）就诊。这样就形成了一个恶性循环，乡镇卫生院水平过低，就医患者数量减少，患者数量减少，医院效益降低，没有基本效益的保证，就会造成人才的流失，医疗水平持续低下。

3.3 卫生服务项目限制了卫生人才的发展

医疗费用大幅度上升，农民负担过重，第四次国家卫生服务调查数据显示[12]，35.6%的农民应就诊而未就诊，20%的农村因住院而未住院，因经济原因造成上述两种情况的比例分别为35.5%和78%。由于地区间的经济水平差异，在经济发达地区，农民就诊率较高，乡镇卫生院业务量大，经济收入就会提高，乡镇卫生院也就有条件购置新的诊疗设备，也就能够开展更多的卫生服务项目，从而形成一种良性循环；而在经济不发达地区的乡镇卫生院入不敷出，职工的工资没有保障，设备条件简陋，导致收入过低，正常卫生服务项目不能开展，职工工资没有保证，卫生技术人员的技术水平也会因此而荒废[13]。因此，唐立健等认为乡镇卫生院的收入水平与卫生服务项目内容是影响卫生技术人员执业水平的重要因素。与经济水平低的地区相比，经济水平较高地区的卫生技术人员的卫生服务水平会有快速提高的机会与可能。

3.4 乡镇卫生院生存能力降低影响卫生人才结构

王烈等[14]认为乡镇卫生院生存活力降低的重要因素之一就是地区间经济水平不一，国家对乡镇卫生院投放资金过少，导致部分乡镇卫生院缺乏必要的医疗设备，必要的卫生服务项目不能开展，正常生存的资金没有保障。由于农村基层的卫生管理体制尚未理顺，落实乡镇卫生院划归县级管理滞后，多元化投资、有序竞争的办医格局还未形成；虽然农村的经济水平有了很大的提升，但是对医疗卫生的投入过少，不能满足农村社会经济发展过程中与经济水平相适应的医疗卫生服务需求；管理机制没有活力，人事分配制度改革落后，阻碍了卫生院预防、医疗、康复与保健等正常功能的发挥。受政策与经济环境的影响，卫生院为了生存，把主要精力放在了经济效益的追求上，背离了其医疗工作的社会公益性与农村公共卫生执行者的基本职责。职责与功能的变化必然影响农村地区卫生人才的结构，公共卫生人才逐渐流失，以至于最终消失，高水平的医疗服务人才逐渐流失，导致医疗队伍结构严重不合理，医疗服务水平低下。

4　乡镇医疗卫生队伍建设的现状

4.1　执业医师总量不足，配置不合理

《中国卫生健康统计年鉴》的数据显示[15-16]，2011 年我国约有 6 万名执业医师的执业范围为全科医学，仅占执业医师总数的 3.5%，远低于国际上 30% ~60% 的平均水平，中医类全科医师尤其短缺，中西部地区，个别乡镇卫生院没有执业医师。关于我国农村贫困地区卫生人力的调查发现[17-18]，调查的农村贫困地区人力资源总量不足，专业技术人员匮乏，调查地区每千农业人口乡镇卫生院人员数为 0.95 人，贫困县每千农业人口乡镇卫生院人员数为 0.71 人，仅为全国平均水平的 60%，而且有限的人力资源还在萎缩。谢娟等[19-20]认为乡镇卫生院卫生人才缺乏，现有卫生技术人员的服务水平较低，满足不了农村患者的需要，这是农村基层有限卫生资源的一大浪费。由于对乡镇卫生院诊疗水平缺乏信任，农村患者转而投向级别较高的医院，这导致部分乡镇卫生院没有足够的业务收入，缺乏正常资金支持，濒临停业或倒闭，农村有限的医疗资源不能充分发挥作用，浪费严重。

4.2　学历、职称结构不合理，卫生服务水平低

根据《中国卫生健康统计年鉴》统计结果，2010 年我国乡镇卫生院具有大专以上学历的卫生技术人员占 39.6%，中专学历者占 52.2%，高中及无学历者占 8.3%；高级职称者占 0.9%，中级职称者占 14%，初级职称者占 74.3%，10.8% 无任何职称。乡镇卫生院医生学历水平

不高，职称水平低下，医疗经验不足，服务能力不能满足农民的需要，难以取得农民的信任。

4.3 专业结构不合理，有限的卫生资源利用效率低

《中国卫生健康统计年鉴》（2012）数据显示，2011 年全国乡镇卫生院医护比例为 1∶0.56，离卫生部建议的 1∶1 的比例仍有较大的差距；执业医师 408587 人，占卫生技术总人数的 41.64%，注册护士 230339 人，占 23.47%；与此同时，部分技术人员系招工和老职工子女顶替，并未接受过正规的、系统的卫生知识专业教育，对公共卫生知识、相关法律法规以及业务技能掌握得不多。乡镇卫生院护理专业技术人员严重短缺，患者得不到应有的临床护理或出院后的护理指导[21]；医学检验、医学影像、中医学等诊断辅助人才缺乏，导致临床诊疗工作得不到技术支持，影响及时准确地处理疾病；计划生育、公共卫生人才缺乏，影响农村地区的公共卫生与计划生育工作的正常开展[22]。尤川梅等认为基层卫生机构中的各类专业人才是相辅相成的，一类专业人才的缺乏不仅影响本专业的业务，对整个系统的效益都会产生影响。

4.4 缺乏制度保证和配套政策

我国基层医疗卫生队伍的培训制度没有建立起来，科学的培训体系未形成，对基层卫生人员的培训不规范，不仅造成一定程度的浪费，也导致基层卫生人员对培训的积极性不高；因为没有严格的准入与退出机制，人才使用与管理不到位，造成培养的人才下不去，下去的人留不住[23-25]。

4.5 卫生队伍不稳定，人员流动性大

由于社会认同度低，职业发展路径不清晰，工资收入和福利待遇水平较低，工作环境差，缺乏有效的激励约束机制和科学的绩效考评机制，乡镇卫生院难以吸引和留住人才[26-28]。调查数据显示，基层医疗卫生机构正高、副高、中级专业技术人员的流失率从 2005 年到 2007 年

分别为35.7%、10.1%、9.5%，同时却有大量无学历人员或初级职称人员流入，流动的最终结果是乡镇卫生机构的人力资源整体素质下降[29-30]。医疗服务水平低下，服务质量没有保证，农民的基本医疗失去了保障，既影响了广大农民的身体健康，又降低了乡镇卫生院的效益[31]，职工没有工作积极性，从而进一步影响了乡镇卫生院的生存状况。

5 乡镇医疗卫生队伍建设的障碍

5.1 政策支持力度不够，管理方式僵硬

从人员编制、工资待遇、职称晋升到社会认同都需要政策上的支持，加上灵活的管理方式与手段。只有依靠政府的大力支持，卫生行政机构灵活的管理模式才能吸引到优秀的卫生人才。

5.1.1 历史上成功的经验

新中国成立后在“把医疗卫生工作的重点放到农村去”的政策引导下，我国的农村卫生工作取得了举世瞩目的成就。1978年全国农村拥有478万名“赤脚医生”，遍布广大农村，曾经被世界卫生组织与世界银行评价为“发展中国家解决卫生经费典型范例”。虽然在当时计划经济时期，政府行政干预力较强，是作为政治任务来完成的，但是如果没有政策的引导与支持，不可能取得举世瞩目的成绩[32]。

5.1.2 曾经的失误与教训

到了20世纪80年代，在“以经济为中心”政策的指导下，受农村经济体制改革的冲击，农村医疗卫生政策被严重弱化[33-35]，例如“六五”计划纲要仅提到了“加强赤脚医生、农村卫生员与接生员培训”，到了“七五”计划纲要，几乎没有涉及农村医疗卫生工作，没有政策与经费的支持，乡镇卫生院基本处于停滞状态，人员开始流失；到了20世纪90年代，国家开始重视农村卫生工作，出台了一系列文件，从

政策层面对农村卫生建设提供支持。张其玉等认为90年代农村基层卫生服务工作没有太大的起色，主要是因为没有与卫生政策配套文件的出台，国家的政策没有可操作性，不能及时落地实施，基本上没有政策的效力[36-37]。

5.1.3 政策支持的局限性

从1991年至2000年，十年间政府对农村卫生费用的投入占总投入的比例从12.54%降到了6.59%。随着医改的推进，党中央、国务院对农村工作高度重视，出台一系列政策，如农民医保补贴、新农合政策，大力支持农村医疗卫生事业的发展，大力发展乡镇卫生院等，提高了农民防病、治病、抵抗疾病风险的能力。乡镇卫生院购置医疗器械设备，提高了诊疗水平，吸引了不少的患者前来就医，但是效果还不明显，仍不能满足广大农民对医疗卫生服务的需求。谢红等[38]认为在基础设施与医疗设备到位、国家政策支持有力的前提下，农村基层卫生服务仍难以满足农民的需求，其主要原因是没有建立起高水平的卫生人才队伍，最终的原因是没有切实可行的政策，吸引不到合适的人才到农村去。

5.2 卫生投入不足对人才队伍的影响

2000—2002年，全国卫生事业总费用占GDP的比例分别为0.33%、0.35%、0.36%，与同期经济增长比例不协调，而且2002年占我国总人口70%的农村人口，仅享用了32.53%的卫生事业资源。因为投入不足，乡镇卫生院基础设施建设落后、生活补助不到位、工资待遇低、生活环境差，导致高水平的技术人员调离，高职称的人员不愿意调入，大学毕业生不愿意到基层服务，最终导致卫生人员职称、学历普遍偏低，结构不合理，年龄结构老化等。

5.3 卫生人才培养缺乏长效机制

我国乡镇卫生院人员的培训，缺乏长远的发展规划，没有科学的人才引进机制，没有规范的学历教育与业务培训制度。乡镇卫生院卫生人员以专科、中专学历为主，卫生人员学识水平亟待提高，但由于没有资金，培训机会少；即使有培训，大多也是“以会代培”。据郭继成等对江苏省近三年乡镇卫生院人力资源情况的调查[39]，各乡镇卫生院安排人员外出培训年均3.4人，平均每人进修或培训时间为8.8个月，接受继续教育者年均36.4人，由公费资助的培训占66.8%，占医院平均年收入的0.8%。培训经费没有保证，培训的人员、次数与时间过少。漆光紫等[40-41]认为学历教育与继续教育是卫生技术人员提高能力的重要途径，但是我国成人教育没有适时跟进发展，教材与教学大纲多是沿袭普通高等教育的内容，没有针对农村医务人员的特点与需求编写，教学效果很不理想，卫生人员进修学习的积极性不高，培训效果不好，对卫生技术人员的业务能力与职称晋升起不到应有的支持作用。

6　基层医疗卫生队伍建设的实践与探索

6.1　政策引导、资源调配，促进乡镇卫生队伍的建设

6.1.1　合理规划和配置乡镇卫生院的人力资源

根据本地区卫生资源的总量及分布，以及居民的卫生需求，以卫生资源效益最大化为原则，制定人才发展规划，并且保证规划有可操作性，能够真正实施。王陇德等认为农村卫生发展滞后，其最根本、最直接的原因是农村缺乏高素质、实用型人才，对于贫困地区卫生人才的开发一定要遵循有计划、可操作的原则[42-45]。

6.1.2　增加投入，改善设施和环境，吸引和留住人才

在农村地区，受经济水平限制，地方政府对卫生的投资普遍不足，同时贫困地区农民卫生服务购买力低下，卫生院收入有限，医疗设施更新较慢，工资水平和福利待遇低，职业发展途径狭窄，高水平人才引进不得力，医疗服务质量不高，卫生院吸引不了患者。只有加大财政投入，才能改善农民就医的环境，改善医疗设备条件，提高医疗诊治水

平，吸引更多的农民就医，以增加乡镇卫生院的收入，改善卫生技术人员的收入水平与福利待遇，增加留住人才的手段。

6.1.3 推进人事制度改革，建立合理的人才结构

对于在岗中专以下学历人员实行转岗分流，35 岁以下人员脱产接受学历教育，对于中专学历人员实行岗位竞聘，突出高学历、业务骨干人员的带头作用，稳定大专以上及中高级职称人员[46]，对机构急需的专业人才，要采取措施，千方百计地留下来。

6.1.4 实行经济补偿政策，吸引卫生人才投身基层卫生服务

相同的付出，相同的学历，但由于城市与农村的差异，收入水平差距巨大，生活学习条件差别巨大，最重要的是还涉及子女的受教育条件差别，这是多数医学毕业生不愿意回到农村的根本原因。如果认识不到这些差异，是不可能解决农村人才引进问题的。崔明辰、涂师平等建议在住房上给予特殊待遇，取消见习期提前晋级，在乡镇卫生院工资正常发放的基础上，地方政府要配套 50% ~200% 的补偿性工资，利用经济杠杆作用，调动毕业生自愿为农村服务，在子女就学上给予特殊政策关照[47-48]。

6.2 乡镇卫生院充分发挥自身的功能，营造人才建设氛围

6.2.1 建立合理的薪酬制度与激励机制

全面聘用，竞争上岗，分流不合格人员，调动内部工作人员的积极性，招聘中级及以上职称、专科及以上学历、卫生技术人员和卫生事业管理人才。改革薪酬分配办法，分档次，根据岗位性质、任务轻重和业绩情况确定酬劳，实事求是地把薪酬与技能、责任、绩效相对应，以经济效益与待遇调动职工的积极性。

6.2.2 加强政策引导，推动乡镇卫生院规范化培训

加强本单位职工的继续教育与培训，提高适应农村卫生需要的诊疗水平。2007 年，卫生部科教司在全国设立 13 家试点乡镇卫生院进行培

训，培训的重点在规范医疗操作，改善服务态度，营造学习氛围，以及促进思想观念进步等方面；《关于加强农村卫生培养和队伍建设的意见》对农村卫生服务人员的学历问题提出指导性意见，“建立农村卫生技术人员和乡村医生培训制度”以及“建立农村卫生技术人员定期进修学习制度”，要建立集“防、治、保、康、教、技”于一体的农村医学人才队伍，就要加强在岗培训等，根据职工的生活学习规律与特点，采取灵活多样的形式，切实提高卫生技术人员的知识与技术水平。卫生院应出台政策，创造条件，每年定期安排大学毕业生到市级医院进修学习，进行技术培训，保证他们知识与技术水平能够适时提高，不落后于医学科学技术的发展。

6.2.3　因地制宜，转变人才观念

乡镇卫生院在招聘医生的认识上有偏差，认为高学历人才是招聘目标，结果有些偏远地区根本招不到本科生。于是，有些专家提出单位招聘人员的三条标准：一是能否满足空缺岗位的职责要求；二是能否比现有岗位人员的知识更丰富、技能更熟练；三是能否满足本单位人才资源储备需求：养得起、留得住、能培养。

6.3　高等医学院校应承担基层卫生人才培养的重任

社会服务是高等院校的三大功能之一，医学院校应该为社会培养合格的医学人才，解决广大群众治病就医的难题。我国农村地区人口占总人口的一半，其中有超过2亿人处于贫困状态，严重制约了我国社会经济的发展，影响了社会的稳定，人民群众需要健康的身体与高水平的生活质量，生存权是人最基本的权利，所以医学院校的人才培养既是社会责任，也是历史责任，更是民族生存与发展的责任。

6.3.1　改革招生制度，实行本土化原则

根据就地取材的原则，采取定向培养的方式，从农村生源中招收医学生，学成毕业回到农村[49-52]。郑诗等对浙江省三所医学专科学校的

医学生毕业后是否愿意回到签约的农村从事卫生工作调查结果显示，68.1%的大学生表示愿意回去，此项招生政策在一定程度上缓解了农村医学人才紧缺的局面。

6.3.2 改革人才培养模式，培养农村医学实用人才

我国农村地区紧缺的是应用技术型、实用性的医学卫生人才，与研究型、学术型人才相比，医学应用型人才更注重临床专业技能的培养，更应注重对农村医疗卫生环境的适应能力，而我国现行医学人才培养模式还不能满足应用型人才的培养，需要改革人才培养模式，加强临床专业技能的培养，采取多种形式培养学生的综合能力；以农村卫生服务的需求为指导思想，改革人才培养模式与医学教育模式。

6.3.3 加强卫生人才的职业道德教育

树立正确的职业观，增强学生热爱农村、扎根基层、服务人民、报效祖国的责任感，从思想源头上确保农村医学人才培养方向不偏离。可以学习日本的农村医学人才培养方式，把医学院校设在农村，学生住在农村，吃在农村，学在农村，从而理解农村，同情农民，从思想上与农民成为一体，为将来服务农民打下思想基础。

6.3.4 建设农村医学人才培养体系

首都医科大学从2002年开始，在基层农村医学人才培养上进行改革，在招生上设立特定招生政策，建立专门的人才培养体系，提出了适宜的“两层三类”的农村医学人才培养体系，分本、专科层次，各层次上再分为平原、山区、半山区乡镇，在农村建设临床基地医院，以老师支教形式支持农村医学人才培养，建立适宜农村的招生就业模式，实行政策倾斜，在教学上依据农村卫生服务需求特点，采用适宜的教学方式与培养模式，课程体系也根据农村卫生服务的特点而创建，整体上形成了特色明显的培养模式[53]。赣南医学院与市卫生局联合培养三年制专科生，方向为全科医学与超声医学，学校根据生源情况与培养目标，

认真制订培养方案，对教育计划、课程安排、实践训练、考评方式等做具体安排，市卫生局设立助学金，每年评一次，学校设立奖学金，每学期评一次；学生毕业后在签约单位工作八年，违约则应赔偿，目前已培养了300名“订单生”[54]。牡丹江医学院提出了“让开大路走两厢，面向全省农村需要，打开高级医务人才通向农村的路子”办学方向，形成了“为农村办学，为基层服务”的“二为”办学特色[55]；提出了围绕目标定位，注重实用的原则，知识、能力、素质协调发展、综合发展的原则，早期接触实践的原则等；提出了突出基层和农村医疗特点，降低理论课学时，增加实践课的总学时数，加强预防医学教育，突出中西医结合。据不完全统计，建院50多年来，牡丹江医学院共培养2万多名毕业生，其中约35%的毕业生在农村就业。

6.4 市、县级医院发挥引导、支持与帮扶作用

6.4.1 市县级医院对口帮扶乡镇卫生院

帮助乡镇卫生院制定管理规章制度，传授医院管理经验，指导各类设施建设，捐赠医疗器械设备，进行业务技术指导[56-57]；在业务素质培训上，给予医疗技术知识的指导，规范常见病、多发病的常规诊疗，结成对口帮扶单位，人员间形成一对一师徒式培养关系[58-60]；乡镇卫生院请上级医院专家到单位进行业务指导与知识讲授[61-64]。

6.4.2 市县级医院对乡镇卫生院医生的培训

接收乡镇卫生院的医生定期到医院进行进修培训，支持乡镇卫生院医生参加医院的业务性学习，并定期派出有经验的医生到乡镇进行义诊，对乡镇卫生院医务人员进行现场指导，并定期到乡镇进行学术讲座或业务培训[65-67]。

7 国外基层医疗卫生人员的职责、配置与培训

在澳大利亚，每10万人中就有105名医生，其中70名全科医生，一般1~6人组成一个诊所[68]。政府为推动农村卫生工作采取了许多激

励性政策。如安置补助，对于愿意到农村工作的医生一次性给予 2 万元安置补助、培训补助，对于愿意到农村的全科医生或已在农村的医生需要提高技能的，政府给予一定的培训补助；偏远地区补助，在偏远地区工作的医生，工作满 3 年者，每年能获得 5 万元补助。国家有 10 所医学院校每年要开设 6 ~ 8 周的社区医学课程，要取得全科医师资格者需要参加 3 年培训并需通过国家组织的统一考试；有全科医师资格证的医生每年要接受继续医学教育，接受 4 周的脱产培训，每 3 年要参加继续教育考试，合格后方能继续注册执业[69]。

在英国，国民的基本医疗卫生保健是分级进行的，一级保健也就是国民的基础保健，这是国家卫生保健体系的主要构成部分，由基层医疗卫生保健机构组成[70]，主要是家庭诊所、社区诊所；每个诊所有 2 ~ 3 名医生、2 ~ 3 名护士和 2 名前台工作者，大城市一般居民走 20 分钟即可到达一个诊所；初级保健职责人既负责疾病预防、看小病，还是医疗服务体系的守门人。二级保健则由各级医院负责，主要责任是疾病的诊断与治疗，以及区域内部卫生资源的调配等。国家明确全科医师（General Practitioner，GP）的数量、素质标准和经费使用，并建立培训基地，每年要求不低于 30 小时的继续教育，并将采取更加优惠的政策鼓励一批专科医生与医学毕业生加入全科医生的队伍中。

泰国根据国情建立了医疗护理人才培养机制[71]，根据卫生服务的需要每年按计划培养所需要的医生与护士，国家按计划进行统一调配，毕业后必须到基层医疗机构工作规定时限，并且给予基层工作人员一定优惠待遇，如基层工作卫生人员可提前一年接受国家提供的培训，在农村工作的医生可享受国家提供的住房，工资收入是当地人的 10 多倍。

8　对乡镇卫生院人才培养前景的展望

8.1　应注重加强卫生人才内涵建设研究

21世纪是知识经济时代，高科技的发展使人们对人才的概念有了新的认识，应始终将发展独立思考和独立判断的一般能力放在首位，而不应把获得专业知识放在首位。目前在各类人才培养中以K－A－Q（Knowledge，Ability，Quality）理论为指导[72]，把人才内涵建设归结为知识、能力与素质三个方面的培养，联合国教科文组织确定21世纪人才培养的目标是：学会求知、学会做事、学会相处、学会做人。在医疗卫生工作方面，疾病谱与医学模式的转变要求医学教育要改革人才培养模式，培养出适应医学发展、满足医疗卫生服务需求的人才。

8.2　重视医学实用型人才的培养

现代医学教育的人才培养目标[73－74]，以提高学生的基本能力和综合素质为目的，以改革课程体系和教学内容为重点，构建面向基层医疗卫生机构、适应医学模式转变和新时期基层卫生发展需要的人才培养模式，把能力的培养和素质的提高融入知识的传授过程中[75－76]。有的医学院校在课程体系与教学内容改革方面，拓宽人文社会科学基础知识，强化人文素质教育，在新的培养目标指导下，打破原有的课程体系，采取“宽口径，厚基础，前期趋同，按需求，高素质，后期分化”的人才培养模式，建立新的课程体系，进行课程重组；加强自主学习能力、动手操作能力的培养，强化专业技能训练，对专业课按综合化的原则进行合并、重组，减少总课程数量，压缩总学时数，加大实践教学的比重，突出实用型人才的培养特色。

8.3　加强职业道德与就业观念教育

职业素养是人才能否正确发挥专业知识与综合能力的重要保证，在我国历史上从医人员拥有崇高的地位，现代医学也将其定位为“健康所系，性命所托”，所以医学的职责道德教育与就业观念是医学人才培养的头等大事，对农村医学人才的培养尤其注重服务社会、服务农民的职业道德教育，了解农村医疗卫生状况，增强学生热爱农村、扎根基层、服务人民的责任感，培养正确的人生观、价值观，从思想源头上确保农村医学人才的培养不偏离学校培养农村卫生人才的方向[77-78]。

8.4 改革理论与实践教学模式，培养应用技术型人才

徐德莉等认为，应从实际情况出发，针对农村社会特点、农民健康需求、卫生工作现状等调整课程体系，增加适合农村特点、实用性的课程，如全科医学、预防保健、农村卫生事业管理、农村护理和中医等课程；增加农村医学教育课，介绍国家对农村医疗卫生事业的政策等；增加一些整合课程；加强中医学与预防医学知识的学习；加强与县及以下乡镇卫生院的联系，确保教学内容不偏离农村的需要[79]。只有从学制、培养目标、教学计划、课程设置及教学管理等方面进行全新的设计，打破传统模式，才能培养出农村真正需要的实用型、应用型医学卫生人才。调整压缩专业的数量，对学生加强一专多能的培养；拓宽专业领域，以农村卫生服务的需求为指导思想，制定教学计划和课程体系；加强教师队伍建设，精选教材，增加教学内容的适应性[80]。

8.5 加强在职培训，提高学历教育与继续教育水平

对在职人员制定规划，通过轮训或短期培训班等形式，对已经服务于农村基层的医务人员进行符合农村基层卫生服务要求的岗位培训；成人学历教育也是提高基层医务人员业务水平和素质的主要途径之一，学校应制定基层医生培养规划，鼓励他们参加学历教育。崔明辰等调查显示，81.2%的乡村医生愿意接受继续教育，通过学历教育提高自己的综合业务能力[81]。

参考文献

[1]石鹏建. 深化医学教育改革服务医疗卫生体制改革主战场[J]. 中国高等医学教育,2010(6):1-2.

[2]汪文新,余悦,王忠. 我国乡镇卫生院历史沿革实证研究[J]. 安徽农业科学,2011,39(35):22190-22192.

[3]臧礼忠,刘宝. 关于乡村卫生一体化管理下乡村医生队伍建设的若干思考[J]. 中国卫生资源,2010,13(4):190-192.

[4]徐恒秋. 谈乡镇卫生院功能定位[J]. 中国农村卫生事业管理,2002(7).

[5]夏红,洪哲芳. 我国农村公共卫生资源配置现状与对策探讨[J]. 环境与职业医学,2010,27(6):382-384.

[6]刘洪庆. 影响基层医院社区卫生服务功能的原因分析及对策探讨[J]. 中国卫生初级保健,2004(2):5-6.

[7]毛靖,唐圣春,张新平. 社区卫生服务功能落实障碍的代言调查分析[J]. 医学与社会,2007(9):18-20.

[8]徐德莉. 农村医疗困境与农村卫生人才培养相关性研究[J]. 农村经济与科技,2009,20(2):27-28.

[9]方向. 乡镇卫生院建设面临的问题及对策[C]. 湖南省卫生经济学会第四届理事会第八次会议暨第二十三次学术年会专辑,2009.

[10]张宇生. 黄河流域乡镇卫生院运营现状及对策[C]. 2011年中国卫生政策研究论坛论文集,2011.

[11]李秀英,杜时雨. 对农村卫生投入情况调查[J]. 中国卫生事业管理,2007,25(5):13-15.

[12]赵郁馨,万泉,陶四海,等. 2002年中国卫生总费用测算结果与分析[J]. 中国卫生经济,2004,23(3):5-10.

[13]唐立健. 我国乡镇卫生院人力资源的配置分析[J]. 卫生软科学,

2010,24(4):300－301.

[14]王烈,王阳,吴辉,等. 乡镇卫生院生存活力影响因素研究[J]. 中国初级卫生保健,2006(11).

[15]中华人民共和国卫生部. 中国卫生统计年鉴(2009)[M]. 北京:中国协和医科大学出版社,2009:23－29.

[16]中华人民共和国卫生部. 中国卫生统计年鉴(2011)[M]. 北京:中国协和医科大学出版社,2011:140－147.

[17]王卫红,何国平,观常青. 我国乡镇卫生技术人才队伍建设现状分析[J]. 中华全科医学,2010,8(7):921－922.

[18]邹丹,云琳,王倩嵘,等. 河南省858所乡镇卫生院人力资源现状调查[J]. 现代医院管理,2011(2): 22－23.

[19]谢娟,傅新巧,方鹏骞. 农村贫困地区卫生人力问题及对策的质性研究[J]. 医学与社会,2010,23(4):58－60.

[20]黄雪莹. 农村卫生人力资源的现状及其完善的探讨[J]. 卫生软科学,2010,23(5):587－589.

[21]尤川梅,陈瑶,易春黎,等. 社区卫生服务组织公共卫生功能实施现状的利益集团分析[J]. 中国卫生事业管理,2007(1):4－45.

[22]卫生部基层卫生妇幼保健司、人事司课题组. 中国农村卫生人才培养与稳定研究报告[J]. 中国初级卫生保健杂志,2001,18(15).

[23]张卫芝. 加强农村基层卫生人才队伍建设的战略思考[J]. 湘潮,2011(6): 52－53.

[24]黎国庆,袁兆康,余慧强,等. 江西省乡镇卫生院人力资源三年追踪调查分析[J]. 中国卫生事业管理,2011(7): 511－513.

[25]郑衍玲. 山东省乡镇卫生院人力资源现状分析[J]. 社区医学杂志,2007,5(4):10－12.

[26]周艳阳,王丽杰,宫印成. 对解决乡镇卫生院现存问题的几点建议[J]. 现代预防医学,2007,34(8):1516－1517.

[27]张萌,张丽娜,郭淑英,等. 我国乡镇卫生院人力资源的现状分析

及建议［J］. 中国初级卫生保健,2008,22(1):37－39.

［28］陈资全. 农村卫生人力资源状况分析与思考［J］. 中国农村卫生事业管理,2005,25(7):6－8.

［29］张晋,吴秀娟,李安明. 湖北省乡镇卫生院卫生人力资源现状分析及其政策建议［J］. 卫生软科学,2005,19(2):102－103.

［30］杨建平,秦建设. 农村基层乡村卫生人员现状调查分析及对策研究［J］. 中国高等医学教育,2010(2):145－147.

［31］谢娟,傅新巧,张明,等. 贫困地区乡镇卫生院卫生人力资源利用效率分析［J］. 医学与社会,2010,23(9):50－51.

［32］Australian Government of Health and Ageing General Practicein Australia: 2004［M］. Canbenna ACT: National Capital Printing,2005:131－132.

［33］李京仙. 浅谈我国乡村医生的现状及发展趋势［J］. 社区医学杂志,2005, 3(10):43－44.

［34］张玉其,徐乾成. 浅析乡镇卫生院的困境及应对措施［J］. 中国农村卫生事业管理,2006,26(2):68－69.

［35］梁忆非,吕世军,史丽波,等. 对黑龙江农村医疗卫生状况与人才需求的调查及分析［J］. 医学与社会,2009(10):126－127.

［36］黄伟,龚勋,张洁欣,等. 中国农村卫生人力资源现状分析与思考［J］. 医学与社会,2007,20(9):21－23.

［37］胡鹏,王羽,卢建华,等. 我国农村卫生人力资源状况分析［J］. 中国卫生经济,2010,29(4):62－63.

［38］谢红,李宁秀,尹俊波. 医学教育和农村卫生人力资源［J］. 中国卫生事业管理,2004(9):550－551.

［39］郭继成,陈国钧,彭志行,等. 江苏省乡镇卫生院卫生人力资源的现状分析及对策研究［J］. 南京医科大学学报(社会科学版),2010(4):290－293.

［40］郑诗,许东武. 农村医学人才培养的研究与实践探讨［J］. 中国中医药资讯,2011,3(13):349.

[41]漆光紫,黄高明,王盛. 乡镇卫生院卫生技术人员流动特征分析[J]. 中国公共卫生,2009,25(7):891 - 892.

[42]张剑,冯占春,张亮,等. 浅谈农村乡镇卫生院人力资源配置方案的设计 [J]. 医学与社会,2006,19(3):52 - 53.

[43]王铮. 医院人才流失的影响因素及防范措施[J]. 中国现代医药杂志,2011,13(8):108 - 109.

[44]钟杰,冯占春. 衡阳市乡镇卫生院医生人力资源现状调查[J]. 医学与社会,2009,22(2):25 - 27.

[45]王陇德. 建立解决农村医疗人才缺乏问题的长效机制[J]. 中国卫生经济,2009,24(1):5 - 6.

[46]刘晓强,马村芳,董卿君. 江苏省乡镇卫生院医生人力供需平衡分析[J]. 中国农村卫生事业管理,2001,21(12):20 - 22.

[47]崔明辰,宋国华. 顺应医疗卫生体制改革形势 大力为农村基层培养输送医疗卫生人才[J]. 中国高等医学教育,2011(3):10 - 11,16.

[48]涂师平. 初探乡镇卫生院队伍建设[J]. 中国实用医药,2010,5(23):268 - 270.

[49]刘民,甘雅芬,谢清平. 农村医学人才"订单式"培养课程设置探讨[J]. 教育与职业,2011,4(11):94 - 95.

[50]黄林邦,刘民,肖呈生. 农村医学人才"订单式"培养模式的可行性研究[J]. 教育与职业,2009(29):43 - 44.

[51]申颖,韦波,张海英. 农村订单定向医学生人才培养方案构建与探索[J]. 中国高等医学教育,2012(8):3 - 4.

[52]路振富,金魁和. 日本医学教育改革的最新进展[J]. 中国高等医学教育,1998(1):58 - 59.

[53]庞文云,付丽. 首都农村医学人才培养体系建设与农村医学人才培养的研究与实践[J]. 首都医科大学学报,2010,31(4):433 - 435.

[54]Centers for Disease Control and Prevention. Ten Great Pulic Health Achievements - United States, 1990—1999 [J]. MMWR Morb Mortal Wkly Rep,

1999,48:241 - 243.

[55]关利新,王莞,曾奇,等. 多层次多途径"为农村、为基层"培养应用型医学人才[J]. 中国高等医学教育,2010(4):23 - 24

[56]程然,宋桂荣,邹郁松. 乡村医生在岗培训现状的调查研究[J]. 医学与哲学,2005,285(2):80 - 81.

[57]邵湘宁,聂绍通,管弦. 试论我国乡村医生的现状和培养模式[J]. 湖南中医杂志,2005,21(1):68 - 70.

[58]刘瑞明,廖云峰. 卫生事业管理专业人才培养与社会需求研究[J]. 卫生软科学,2008,22(4):236 - 238.

[59]高建全,支国成. 关于基层部队医务人员知训、能力、素质结构的探讨[J]. 白求恩军医学院学报,2009,2(3):173 - 175.

[60]陈娟,郭岩,陶意传. 乡镇卫生院院长知识需求与培训意向研究[J]. 中国初级卫生保健,2003,17(8):24 - 26.

[61]王衍. 农村村级卫生人力资源管理的基本策略[J]. 中国农村卫生事业客,2002,22(4):19 - 20.

[62]方铁红. 我国基层卫生人力资源的发展策略研究[J]. 南京医科大学学报:社会科学版,2006(3):54 - 56.

[63]陈华芳,余震,潘景业,等. 三级医院在改善农村卫人力资源中的路径探讨[J]. 中国卫生事业管理,2006,12(11):35 - 37.

[64]王茂君,何晓俊. 金坛市乡镇卫生院人力资源现状分析及对策[J]. 临床和实验医学杂志,2007,6(8):159 - 160.

[65]张玲. 农村医疗卫生人才流失问题探讨[J]. 安徽农学通报,2010,17(9):17 - 18.

[66]朱慧. 在新医改形势下培养乡镇医院需求的医疗人才探讨[J]. 襄樊职业技术学院学报,2011,10(3):83 - 85.

[67]刘聚源,夏修龙,黄建始. 中国乡村医生教育培训现状调查[J]. 公共卫生与预防医学,2011(3).

[68]张俊权,裴丽昆. 澳大利亚全科医生培养模式对中国的启示[J].

中国全科医学,2005(17):1399 -1401.

[69]袁晓斌. 农村医疗卫生人才队伍建设问题浅析[J]. 科技管理研究,2008(6):420 -421,435.

[70] Solter S. Does Decentralization Lead to Better - quality Services, in Kolehmainen - Aitken. R - L(ed.) Myths and Realities about the Decentralization of Health Systems Boston[M]. Management for Health,1999.

[71]Kittidilokkul S,Tangcharoensathien V. Man Power Mix in Private Hospitals in Thailand, a Census Report.

[72]Joseph Engelberg,Peter P B. The Academic Medical Center of the Future: A Center for Integrative Study[J]. Acad Med,2001,75:194 -196.

[73]文历阳. 医学导论[M]. 北京:人民卫生出版社,2001:25 -51.

[74]贺加,郭立.21 世纪医生培养目标研究的主要内容及实现措施[J]. 医学与哲学,2001(10):12 -15.

[75]Smagorinsky P. If Meaning is Constructed, What is it Made from Towards a Cultural Theory of Reading [J]. Review of Educational Research, 2010,71(1).

[76]Price M. The Consequences of Health Service for Equality and Equity in Health Care in South Africa[J]. Soc Sci Med,1988,27(7):145 -147.

[77]石鹏建. 适应医学教育标准国际化积极推进我国医学教育改革[J]. 中国循证医学杂志,2005,5(7):505 -508.

[78]Chen L, Evans T, Anand S, Boufford J T, Brown H, Chowdhury M, et al. Human Resources for Health:Overcoming the Risis [J]. Lancet,2004,364: 1984 -1990.

[79]姜浩然. 加强乡镇卫生院人力资源建设的对策建议[J]. 辽宁行政学院学报,2011(11):97 -98.

[80]贺加,陈俊国,郭立. 美国医学院临床前期课程改革现状及趋势[J]. 中国高等医学教育,2006(3):56 -58.

[81]杨建平,秦建设. 以能力为本优化乡村医生学历教育主课程体系[J]. 中国高等医学教育,2003,21(9):131 -132.

附录2　攻读博士学位期间的学术成果

1.《独立学院基层卫生实用人才培养模式的思考》发表于《中国成人教育》（全国中文核心期刊）2014年第14期。

2.《地方医学院校对基层卫生人才培养的现状与思考》发表于《临床心身疾病杂志》2014年第3期。

3. "The Relationship Between Social Support and Quality of Life: Evidence from a Prospective Study in Chinese Patients with Esophageal Carcinoma"，已收到杂志社（Iranian Journal of Public Health）录用通知。

4. " Study on Female Patients' Acceptance for Male Doctors in the Process of Medical Diagnosis and Remedy—in Case of the Breast Examination"，已投稿于本校学报（海外版）。

附录3　乡镇卫生院医学实用人才内涵结构研究调查表

编号□□□□□□□

尊敬的专家：您好！

为了适应我国医疗卫生体制的改革，满足我国广大农村地区农民的医疗卫生服务需求，提高医学人才的培养质量与社会适应性，特别是提高乡镇卫生院医疗卫生服务人员的实用性，充分发挥乡镇卫生院“预防、保健、基本医疗、康复、健康教育、计划生育技术指导”六位一体的基本功能，本课题开展了乡镇卫生院医生的内涵结构的研究，以下是通过大量的文献查阅，经课题组成员的多次商讨，最终形成的一个指标体系的初稿。请您对我们提供的指标进行删减或增加，并对我们的研究提出意见和建议。您的支持对课题研究具有重要价值！

请您真实地填写看法，谢谢您对中国农村医疗卫生事业改革与发展所做出的贡献与努力！

一、咨询专家基本情况

附表3－1　咨询专家的基本情况

序号	问题及选项	回答
A1	性别：（1）男　　（2）女	
A2	年龄：（1）25岁以下　（2）26～35岁　（3）36～45岁　（4）46～55岁　（5）56岁以上	
A3	目前从事专业类别：（1）临床医生　（2）教学管理者　（3）专业教师　（4）医学教育研究者　（5）卫生行政管理人员	

续表

序号	问题及选项	回答
A4	从事本专业工作年限：（1）5年以下　（2）5～10年　（3）10～20年　（4）20～30年　（5）30年以上	
A5	当前最高学历：（1）博士　（2）硕士　（3）本科　（4）大专　（5）中专/中技	
A6	专业技术职务：（1）正高　（2）副高　（3）中级　（4）师（初）级　（5）士级　（6）无职称	
A7	您所在的单位：（1）学校　（2）城市医院　（3）乡镇卫生院　（4）政府机关	
A8	您对临床医学教育工作熟悉情况：（1）熟悉　（2）比较熟悉　（3）了解　（4）不熟悉	

您的联系方式：

工作单位：________________________________

联系电话：__________________　电子邮件：________________

二、填表说明

请您根据下面的说明与要求，对影响选择指标的三个主要方面：重要性、可行性、灵敏性进行比较，确定它们在指标选择中的重要程度。

（1）指标的重要性：在评价指标体系中，该指标的重要程度和代表性。指标越重要，代表性越好，能够较好地体现乡镇卫生院医学实用人才结构内涵，指标的重要性就越高。

（2）指标的可行性：在实际评价工作中，获取该指标的难易程度和可信程度。指标越容易获得，可信程度越高，指标的可行性就越高。如果指标数据难以获取，或者获取可靠数据比较困难，或者获取的数据难以保证可靠，或者需要大量人力、财力、物力，指标的可行性就较低。

（3）指标的灵敏性：在实际评价中，该指标的区分能力。能对纵向和横向变化具有较好的区别能力，即灵敏性高。纵向变化反映同行业、不同级别卫生机构人才内涵指标作用的差异，横向变化反映同一级卫生机构、不同专业人才指标内涵作用的差异。

三、乡镇卫生院医学人才内涵结构指标体系

填写说明：

（1）请在表格的空格中进行修改，请简单说明修改理由；可以增、删、改指标；新增加指标也请按要求填写相应内容。

（2）根据您的判断，对每个指标的重要性、可行性、灵敏性进行五级评价（请参见前面对“重要性”“可行性”“灵敏性”的定义），在相应的空格中打“√”。从“很好”到“很差”，表示指标的重要性依次降低、指标的可行性依次降低、指标的灵敏性依次降低。

（3）就每个二级指标和三级指标的归类，即是否属于相应的类别（一级指标和二级指标）进行判断，并在相应的表格内画“√”，如不属于相应的类别，请就属于哪类指标给予简单说明，并就其类别下的该二级或三级指标的重要性、可行性、灵敏性同样予以评价。

（一）一级指标评价表

附表 3－2　一级指标评价表

指　标	重要性					可行性					灵敏性				
	很好	较好	一般	较差	很差	很好	较好	一般	较差	很差	很好	较好	一般	较差	很差
1. 良好的职业道德															
2. 良好的社会道德															
3. 健康的个体心理素质															
4. 工具性知识															
5. 专业基础知识															
6. 临床专业知识															
7. 农村常用基本诊疗技术															
8. 农村卫生知识															
9. 良好的职业操作能力															
10. 良好的认知能力															
11. 良好的社交能力															

（二）二级指标评价表

附表3-3　良好的职业道德指标评价表

指　标	重要性					可行性					灵敏性				
	很好	较好	一般	较差	很差	很好	较好	一般	较差	很差	很好	较好	一般	较差	很差
1.1　正确的世界观、人生观、价值观															
1.2　以患者为中心的服务意识															
1.3　正确的工作态度															

附表3-4　良好的社会道德指标评价表

指　标	重要性					可行性					灵敏性				
	很好	较好	一般	较差	很差	很好	较好	一般	较差	很差	很好	较好	一般	较差	很差
2.1　优良的法律意识与法制观念															
2.2　与人为善，文明待人，相互尊重															
2.3　树立正确的伦理观念															

附表3-5　健康的个体心理素质指标评价表

指　标	重要性					可行性					灵敏性				
	很好	较好	一般	较差	很差	很好	较好	一般	较差	很差	很好	较好	一般	较差	很差
3.1　正确的学习观念															
3.2　正确的行业观念															
3.3　良好的专业心理特征															

附表3-6　工具性知识指标评价表

指　标	重要性					可行性					灵敏性				
	很好	较好	一般	较差	很差	很好	较好	一般	较差	很差	很好	较好	一般	较差	很差
4.1　掌握人文社会科学知识															
4.2　掌握一定的自然科学知识，熟练地运用于医学理论学习与实践中															

附表 3－7　专业基础知识指标评价表

指　标	重要性					可行性					灵敏性				
	很好	较好	一般	较差	很差	很好	较好	一般	较差	很差	很好	较好	一般	较差	很差
5.1　人体正常结构和功能															
5.2　人体疾病状态下的结构和功能															
5.3　农村常用药物的使用															

附表 3－8　临床专业知识指标评价表

指　标	重要性					可行性					灵敏性				
	很好	较好	一般	较差	很差	很好	较好	一般	较差	很差	很好	较好	一般	较差	很差
6.1　基层医疗卫生服务知识															
6.2　农村保健与康复知识															

附表 3－9　农村常用基本诊疗技术指标评价表

指　标	重要性					可行性					灵敏性				
	很好	较好	一般	较差	很差	很好	较好	一般	较差	很差	很好	较好	一般	较差	很差
7.1　常用的基本操作															
7.2　诊断检查技术及检查结果的解释															

附表 3－10　农村卫生知识指标评价表

指　标	重要性					可行性					灵敏性				
	很好	较好	一般	较差	很差	很好	较好	一般	较差	很差	很好	较好	一般	较差	很差
8.1　农村疾病控制															
8.2　农村家庭诊疗服务															
8.3　农村公共卫生管理															

附表3－11　良好的职业操作能力指标评价表

指　标	重要性					可行性					灵敏性				
	很好	较好	一般	较差	很差	很好	较好	一般	较差	很差	很好	较好	一般	较差	很差
9.1　病史采集及相关信息获取的能力															
9.2　病情分析与治疗方案选择的能力															

附表3－12　良好的认知能力指标评价表

指　标	重要性					可行性					灵敏性				
	很好	较好	一般	较差	很差	很好	较好	一般	较差	很差	很好	较好	一般	较差	很差
10.1　获取医学知识、信息的能力															
10.2　较强的判断能力															
10.3　临机应变能力															

附表3－13　良好的社交能力指标评价表

指　标	重要性					可行性					灵敏性				
	很好	较好	一般	较差	很差	很好	较好	一般	较差	很差	很好	较好	一般	较差	很差
11.1　良好的交流沟通能力															
11.2　良好的表达能力															
11.3　部门管理能力															

（三）三级指标评价表

附表3－14　正确的世界观、人生观、价值观评价表

指　标	重要性					可行性					灵敏性				
	很好	较好	一般	较差	很差	很好	较好	一般	较差	很差	很好	较好	一般	较差	很差
1.1.1　热爱本专业，为农村地区农民健康服务的职业荣誉感															
1.1.2　扎根农村，服务基层，为农民解除病痛的社会使命感															
1.1.3　利他主义，将患者的利益置于医生、医院之上															

附表 3-15 以患者为中心的服务意识评价表

指 标	重要性					可行性					灵敏性				
	很好	较好	一般	较差	很差	很好	较好	一般	较差	很差	很好	较好	一般	较差	很差
1.2.1 了解农民对疾病的认识水平															
1.2.2 理解农民对病痛的表达能力															
1.2.3 尊重农民的文化信仰，提供适合当地风俗的临终关怀															
1.2.4 把握农民的支付能力，选择最优质与最经济的治疗方案															

附表 3-16 正确的工作态度评价表

指 标	重要性					可行性					灵敏性				
	很好	较好	一般	较差	很差	很好	较好	一般	较差	很差	很好	较好	一般	较差	很差
1.3.1 对待疾病的诊断与治疗要科学严谨、细致															
1.3.2 对待患者一视同仁，热情周到，不厚此薄彼															
1.3.3 将任何农民患者都当作有价值、有尊严的个体进行治疗															

附表 3-17 优良的法律意识与法制观念评价表

指 标	重要性					可行性					灵敏性				
	很好	较好	一般	较差	很差	很好	较好	一般	较差	很差	很好	较好	一般	较差	很差
2.1.1 依法行医，遵守有关行业的法律制度															
2.1.2 依法维护患者权益															
2.1.3 利用法律，保护自己的利益															

附表3－18　与人为善，文明待人，相互尊重评价表

指　标	重要性					可行性					灵敏性				
	很好	较好	一般	较差	很差	很好	较好	一般	较差	很差	很好	较好	一般	较差	很差
2.2.1　尊重同行，尊重工作中不同的见解，寻求业务上的合作															
2.2.2　尊重不同工种、不同专业的同事，创造良好的工作环境															

附表3－19　树立正确的伦理观念评价表

指　标	重要性					可行性					灵敏性				
	很好	较好	一般	较差	很差	很好	较好	一般	较差	很差	很好	较好	一般	较差	很差
2.3.1　尊重患者的隐私，对患者负责任															
2.3.2　正确保管病例等材料信息，把握允许泄露秘密的时机															

附表3－20　正确的学习观念评价表

指　标	重要性					可行性					灵敏性				
	很好	较好	一般	较差	很差	很好	较好	一般	较差	很差	很好	较好	一般	较差	很差
3.1.1　终身学习，自我学习															
3.1.2　遇到疑难，实事求是，主动向同事学习															

附表3－21　正确的行业观念评价表

指　标	重要性					可行性					灵敏性				
	很好	较好	一般	较差	很差	很好	较好	一般	较差	很差	很好	较好	一般	较差	很差
3.2.1　热爱医疗行业，维护社会、患者、专业利益															
3.2.2　具有珍爱生命、关爱患者的人道主义精神															
3.2.3　从事医疗卫生服务的坚定信念，不怕挫折、困难															

附表 3－22　良好的专业心理特征评价表

指　标	重要性					可行性					灵敏性				
	很好	较好	一般	较差	很差	很好	较好	一般	较差	很差	很好	较好	一般	较差	很差
3.3.1　富有同情心，理解患者及其家属															
3.3.2　对医疗卫生服务工作充满激情，精力充沛															
3.3.3　独立自主思维模式，坚持正确的观点，不随波逐流															

附表 3－23　掌握人文社会科学知识评价表

指　标	重要性					可行性					灵敏性				
	很好	较好	一般	较差	很差	很好	较好	一般	较差	很差	很好	较好	一般	较差	很差
4.1.1　掌握一定的民族传统文化知识，如古典文学等															
4.1.2　具备一定的军事教育知识															
4.1.3　掌握基本的法律知识															
4.1.4　具备一定的美学知识，文学、体育、音乐、美术鉴赏															

附表 3－24　掌握一定的自然科学知识，熟悉地运用于医学理论学习与实践中评价表

指　标	重要性					可行性					灵敏性				
	很好	较好	一般	较差	很差	很好	较好	一般	较差	很差	很好	较好	一般	较差	很差
4.2.1　具备相应外语水平，能够阅读外文文献，进行外语交流															
4.2.2　掌握计算机与网络应用技术知识，进行信息查寻、整理与分析等															
4.2.3　掌握必要的数学、物理与化学基础知识															

附表3－25　人体正常结构和功能评价表

指　标	重要性					可行性					灵敏性				
	很好	较好	一般	较差	很差	很好	较好	一般	较差	很差	很好	较好	一般	较差	很差
5.1.1　人机正常状态下器官、系统的形态结构															
5.1.2　细胞内外平衡维持的生理机制															

附表3－26　人体疾病状态下的结构和功能评价表

指　标	重要性					可行性					灵敏性				
	很好	较好	一般	较差	很差	很好	较好	一般	较差	很差	很好	较好	一般	较差	很差
5.2.1　疾病的病因与发病机制															
5.2.2　疾病状态下器官、系统不同阶段的形态变化															
5.2.3　疾病状态下器官、系统的机能变化															

附表3－27　农村常用药物的使用评价表

指　标	重要性					可行性					灵敏性				
	很好	较好	一般	较差	很差	很好	较好	一般	较差	很差	很好	较好	一般	较差	很差
5.3.1　农村常用药物的药理学知识															
5.3.2　农村常用药物临床使用的基本原则															
5.3.3　常用中药的基本用法															

附表 3－28　基层医疗卫生服务知识评价表

指　标	重要性					可行性					灵敏性				
	很好	较好	一般	较差	很差	很好	较好	一般	较差	很差	很好	较好	一般	较差	很差
6.1.1　常见病、多发病的诊断与治疗，内科为重点，包括外科、妇科、儿科															
6.1.2　急诊患者的应急处理，症状缓解，抢救生命，及时转诊															
6.1.3　一般的上腹部或下腹部手术															
6.1.4　正确地判断危重病、疑难病的病情，做到及时转诊															
6.1.5　对大病治疗的建议能力；出院后的后续治疗、康复指导、定期复查等															
6.1.6　对慢性非传染性疾病的诊断、治疗、康复锻炼、健康教育等															
6.1.7　眼耳鼻喉科基本检查、疾病诊断治疗															
6.1.8　适当采取中医治疗技术或中药进行治疗															

附表 3－29　农村保健与康复知识评价表

指　标	重要性					可行性					灵敏性				
	很好	较好	一般	较差	很差	很好	较好	一般	较差	很差	很好	较好	一般	较差	很差
6.2.1　妇女围婚期、围产期、更年期的疾病诊疗与保健指导															
6.2.2　农村常见妇科病筛查、诊断与治疗															
6.2.3　正常妊娠、分娩，产科急症处理															

续表

指　标	重要性					可行性					灵敏性				
	很好	较好	一般	较差	很差	很好	较好	一般	较差	很差	很好	较好	一般	较差	很差
6.2.4　新生儿、婴幼儿、学龄前及学龄期的卫生保健指导															
6.2.5　儿童常见病、多发病诊疗，意外伤害的预防指导															
6.2.6　计划生育技术指导知识：避孕、节育指导，节育手术等															
6.2.7　开展社会卫生服务，家庭诊疗、家庭康复指导教育等															

附表3－30　常用的基本操作评价表

指　标	重要性					可行性					灵敏性				
	很好	较好	一般	较差	很差	很好	较好	一般	较差	很差	很好	较好	一般	较差	很差
7.1.1　加压包扎															
7.1.2　清创、缝合															
7.1.3　无菌操作控制感染															
7.1.4　无菌操作处理器械															
7.1.5　静脉穿刺															
7.1.6　胸穿、腹穿、腰穿															
7.1.7　皮内、皮下注射															
7.1.8　肌肉注射															
7.1.9　插入气囊导尿管															
7.1.10　插入鼻饲管															

附表 3－31　诊断检查技术及检查结果的解释评价表

指　标	重要性					可行性					灵敏性				
	很好	较好	一般	较差	很差	很好	较好	一般	较差	很差	很好	较好	一般	较差	很差
7.2.1　解释三大常规及部分生化检查															
7.2.2　解释心脏超声结果															
7.2.3　解释心电图结果															
7.2.4　解释 X 线片、CT 片结果															
7.2.5　系统、规范的体格检查及精神检查															

附表 3－32　农村疾病控制评价表

指　标	重要性					可行性					灵敏性				
	很好	较好	一般	较差	很差	很好	较好	一般	较差	很差	很好	较好	一般	较差	很差
8.1.1　掌握传染病的预防、诊断与治疗知识															
8.1.2　掌握地方病的诊断、治疗、预防知识															
8.1.3　掌握免疫接种知识与操作技术															

附表 3－33　农村家庭诊疗服务评价表

指　标	重要性					可行性					灵敏性				
	很好	较好	一般	较差	很差	很好	较好	一般	较差	很差	很好	较好	一般	较差	很差
8.2.1　国家卫生政策的宣传与解释															
8.2.2　开展家庭健康教育、健康检查，以及指导患者康复锻炼															
8.2.3　为重点人群提供综合性、连续性的保健康复服务															
8.2.4　掌握中医学的基本特点与诊疗原则															

附表 3-34 农村公共卫生管理评价表

指 标	重要性					可行性					灵敏性				
	很好	较好	一般	较差	很差	很好	较好	一般	较差	很差	很好	较好	一般	较差	很差
8.3.1 掌握传染病、突发公共卫生事件的处理原则与办法															
8.3.2 对农村常见流行性疾病的控制手段等															

附表 3-35 病史采集及相关信息获取的能力评价表

指 标	重要性					可行性					灵敏性				
	很好	较好	一般	较差	很差	很好	较好	一般	较差	很差	很好	较好	一般	较差	很差
9.1.1 把开放式与闭合式提问结合起来，询问病史															
9.1.2 正确判断患者的要求和期望															
9.1.3 选择合适、最经济的诊断方法															

附表 3-36 病情分析与治疗方案选择的能力评价表

指 标	重要性					可行性					灵敏性				
	很好	较好	一般	较差	很差	很好	较好	一般	较差	很差	很好	较好	一般	较差	很差
9.2.1 简单明了地总结患者陈述的问题															
9.2.2 分析资料，准确提出存在的问题															
9.2.3 结合病史与体检结果，初步做出鉴别诊断															
9.2.4 分析数据信息，确立诊断和制定治疗方案															

附表 3-37　获取医学知识、信息的能力评价表

指　标	重要性					可行性					灵敏性				
	很好	较好	一般	较差	很差	很好	较好	一般	较差	很差	很好	较好	一般	较差	很差
10.1.1　较强的外语能力，外文文献查阅能力															
10.1.2　利用网络技术、图书获取新知识的能力															

附表 3-38　较强的判断能力评价表

指　标	重要性					可行性					灵敏性				
	很好	较好	一般	较差	很差	很好	较好	一般	较差	很差	很好	较好	一般	较差	很差
10.2.1　利用各类信息对疾病做出初步诊断能力															
10.2.2　根据疾病临床表现对危重病病情判断能力															

附表 3-39　临机应变能力评价表

指　标	重要性					可行性					灵敏性				
	很好	较好	一般	较差	很差	很好	较好	一般	较差	很差	很好	较好	一般	较差	很差
10.3.1　与患者打交道，针对不同的患者选择合适的诊断方法与治疗方案															
10.3.2　遇到急、危、重症患者，能够采取合适措施抢救生命，适时转诊															

附表3-40　良好的交流沟通能力评价表

指　标	重要性					可行性					灵敏性				
	很好	较好	一般	较差	很差	很好	较好	一般	较差	很差	很好	较好	一般	较差	很差
11.1.1　与患者及其家属、社区、媒体进行有效沟通、交流的能力															
11.1.2　具有与医生、护士及其他同行交流的能力															
11.1.3　与同事的团结、协作能力															

附表3-41　良好的表达能力评价表

指　标	重要性					可行性					灵敏性				
	很好	较好	一般	较差	很差	很好	较好	一般	较差	很差	很好	较好	一般	较差	很差
11.2.1　良好的病历书写、医嘱记录、病程记录能力															
11.2.2　撰写易懂、明了的书面报告															
11.2.3　具备一定的写作能力，运用图表、数字、数理符号的能力															

附表3-42　部门管理能力评价表

指　标	重要性					可行性					灵敏性				
	很好	较好	一般	较差	很差	很好	较好	一般	较差	很差	很好	较好	一般	较差	很差
11.3.1　对新进人员的培养意愿与态度															
11.3.2　对本科室开展服务项目内容的筹划与落实能力															
11.3.3　对部门业务水平的监督与指导能力															

附录4　专家权威程度量化表

填写说明：

（1）“指标熟悉程度表”。根据您对该评价指标的熟悉程度，在相应的空格中打“√”。

（2）“判断依据及影响程度量化表”。对指标进行判断时，通常不同程度上受到四个方面因素的影响：“理论分析、实践经验、国内外同行的了解、直觉”。请您根据这四个方面因素影响您做出判断的程度大小，分别在相应的空格中打“√”。

附表4-1　指标熟悉程度表

指　标	指标熟悉程度				
	很熟悉	熟悉	一般	较不熟悉	很不熟悉
1. 良好的职业道德					
2. 良好的社会道德					
3. 健康的个体心理素质					
4. 工具性知识					
5. 专业基础知识					
6. 临床专业知识					
7. 农村常用基本诊疗技术					
8. 农村卫生知识					
9. 良好的职业操作能力					
10. 良好的认知能力					
11. 良好的社交能力					

附表4-2　判断依据及影响程度量化表

指　标	理论分析			实践经验			国内外同行的了解			直　觉		
	大	中	小	大	中	小	大	中	小	大	中	小
1. 良好的职业道德												
2. 良好的社会道德												
3. 健康的个体心理素质												
4. 工具性知识												
5. 专业基础知识												
6. 临床专业知识												
7. 农村常用基本诊疗技术												
8. 农村卫生知识												
9. 良好的职业操作能力												
10. 良好的认知能力												
11. 良好的社交能力												

附录5　基层医疗卫生人才培养情况调查表（医生类）

为了适应我国医疗卫生体制的改革，满足我国广大农村地区农民的医疗卫生服务需求，提高医学人才的培养质量与社会适应性，特别是提高乡镇卫生院医疗卫生服务人员的实用性，充分发挥乡镇卫生院“预防、保健、基本医疗、康复、健康教育、计划生育技术指导”六位一体的基本功能，本课题开展了乡镇卫生院医生的内涵结构的研究，请您根据自己的实际情况对指标体系做出评价。您的支持对课题研究具有重要的参考价值！

请您真实地填写看法，谢谢您对中国农村医疗卫生事业改革与发展所做出的贡献与努力！

联系人：陈东明，电话：13460366617；元帅，电话：13462358623；王彦杰，电话：13837392356

邮箱：18476009@ qq. com

填表说明：请您根据以下说明与要求，对下列指标内容进行评价，评价主要是为了调查医学院校培养对象与基层医疗卫生人员对指标的掌握情况，即在实际工作、学习中，您的实际情况达到指标要求的程度。您的实际情况越接近指标要求，与指标要求符合度越高，所对应的指标的分值就越高。

附表5－1　调查对象的基本情况与信息

序号	问题及选项	回答
A1	性别：（1）男　（2）女	
A2	年龄：（1）25岁以下　（2）26～35岁　（3）36～45岁　（4）46～55岁　（5）56岁以上	
A3	目前从事专业类别：　（1）临床医学　（2）护理　（3）药学　（4）医技类　（5）预防保健　（6）管理　（7）其他（请说明______________）	
A4	从事本专业工作的年限　______年	
A5	当前最高学历：（1）硕士及以上　（2）本科　（3）大专　（4）中专/中技　（5）高中/技工学校　（6）初中及以下	
A6	所学专业：（1）临床医学　（2）预防医学　（3）中医学　（4）医学技术　（5）护理学　（6）药学　（7）其他（请说明____________）	
A7	专业技术职务：（1）正高　（2）副高　（3）中级　（4）师（初）级　（5）士级　（6）无职称	
A8	行政业务管理职务： （1）院长、中心主任　（2）副院长、中心副主任　（3）科室主任　（4）科室副主任　（5）护士长　（6）其他（请说明______________）　（7）无	

附录 6　基层医疗卫生人才培养情况调查表（学生类）

为了适应我国医疗卫生体制的改革，满足我国广大农村地区农民的医疗卫生服务需求，提高医学人才的培养质量与社会适应性，特别是提高乡镇卫生院医疗卫生服务人员的实用性，充分发挥乡镇卫生院“预防、保健、基本医疗、康复、健康教育、计划生育技术指导”六位一体的基本功能，本课题开展了乡镇卫生院医生的内涵结构的研究，请您根据自己的实际情况对指标体系做出评价。您的支持对课题研究具有重要的参考价值！

请您真实地填写看法，谢谢您对中国农村医疗卫生事业改革与发展所做出的贡献与努力！

联系人：陈东明，电话：13460366617；元帅，电话：13462358623；王彦杰，电话：13837392356

邮箱：18476009@ qq. com

填表说明：请您根据以下说明与要求，对下列指标内容进行评价，评价主要是为了调查医学院校培养对象与基层医疗卫生人员对指标的掌握或学习情况，即在实际工作、学习中，您的实际情况达到指标要求的程度。您的实际情况越接近指标要求，与指标要求符合度越高，所对应的指标的分值就越高。

附表6－1　调查对象的基本情况与信息

序号	问题及选项	回答
A1	出生年月：　　　年　　月	
A2	性　别：　（1）男　（2）女	
A3	目前所学专业：（1）临床医学　（2）全科医学　（3）农村医学 （4）临床医学（定向生）　（5）其他	
A4	当前年级：（1）本科二年级　（2）本科三年级　（3）本科四年级 （4）本科五年级　（5）专科一年级　（6）专科二年级　（7）专科三年级	
A5	家庭所在地：（1）农村　（2）乡镇　（3）县城　（4）城市郊区 （5）城市	
A6	对农村医疗卫生服务的认识：（1）很熟悉　（2）较为熟悉　（3）一般 （4）了解较少　（5）不了解	

附表6－2　基层医疗卫生人才培养指标体系评价表

指标内容	学校培养的情况（分）				
	100	80	60	40	20
1. 热爱本专业，为农村地区农民健康服务的职业荣誉感					
2. 扎根农村，服务基层，为农民解除病痛的社会使命感					
3. 利他主义，将患者的利益置于医生、医院之上					
4. 了解农民对疾病的认识水平					
5. 理解农民对病痛的表达能力					
6. 尊重农民的文化信仰，提供适合当地风俗的临终关怀					
7. 把握农民的支付能力，选择最优质与最经济的治疗方案					
8. 对待疾病的诊断与治疗要科学严谨、细致					
9. 对待患者一视同仁，热情周到，不厚此薄彼					
10. 将任何农民患者都当作有价值、有尊严的个体进行治疗					
11. 依法行医，遵守有关行业的法律制度					
12. 依法维护患者权益					
13. 利用法律，保护自己的利益					
14. 尊重同行，尊重工作中不同的见解，寻求业务上的合作					
15. 尊重不同工种、不同专业的同事，创造良好的工作环境					
16. 尊重患者的隐私，对患者负责任					
17. 正确保管病例等材料信息，把握允许泄露秘密的时机					
18. 终身学习，自我学习					

续表

指标内容	学校培养的情况（分）				
	100	80	60	40	20
19. 遇到疑难，实事求是，主动向同事学习					
20. 热爱医疗行业，维护社会、患者、专业利益					
21. 具有珍爱生命、关爱患者的人道主义精神					
22. 从事医疗卫生服务的坚定信念，不怕挫折、困难					
23. 富有同情心，理解患者及其家属					
24. 对医疗卫生服务工作充满激情，精力充沛					
25. 独立自主思维模式，坚持正确的观点，不随波逐流					
26. 掌握一定的民族传统文化知识，如古典文学等					
27. 具备一定的军事教育知识					
28. 掌握基本的法律知识					
29. 具备一定的美学知识，文学、体育、音乐、美术鉴赏					
30. 具备相应外语水平，能够阅读外文文献，进行外语交流					
31. 掌握计算机与网络应用技术知识，进行信息查寻、整理与分析等					
32. 掌握必要的数学、物理与化学基础知识					
33. 人体正常状态下器官、系统的形态结构					
34. 细胞内外平衡维持的生理机制					
35. 疾病的病因与发病机制					
36. 疾病状态下器官、系统不同阶段的形态变化					
37. 疾病状态下器官、系统的机能变化					
38. 农村常用药物的药理学知识					
39. 农村常用药物临床使用的基本原则					
40. 常用中药的基本用法					
41. 常见病、多发病的诊断与治疗，内科为重点，包括外科、妇科、儿科					
42. 急诊患者的应急处理，症状缓解，抢救生命，及时转诊					
43. 一般的上腹部或下腹部手术					
44. 正确地判断危重病、疑难病的病情，做到及时转诊					
45. 对大病治疗的建议能力，出院后的后续治疗、康复指导、定期复查等					

续表

指标内容	学校培养的情况（分）				
	100	80	60	40	20
46. 对慢性非传染性疾病的诊断、治疗、康复锻炼、健康教育等					
47. 眼耳鼻喉科基本检查、疾病诊断治疗					
48. 适当采取中医治疗技术或中药进行治疗					
49. 妇女围婚期、围产期、更年期的疾病诊疗与保健指导					
50. 农村常见妇科病筛查、诊断与治疗					
51. 正常妊娠、分娩，产科急症处理					
52. 新生儿、婴幼儿、学龄前及学龄期的卫生保健指导					
53. 儿童常见病、多发病诊疗，意外伤害的预防指导					
54. 计划生育技术指导知识：避孕、节育指导，节育手术等					
55. 开展社会卫生服务，家庭诊疗、家庭康复指导教育等					
56. 加压包扎					
57. 清创、缝合					
58. 无菌操作控制感染					
59. 无菌操作处理器械					
60. 静脉穿刺					
61. 胸穿、腹穿、腰穿					
62. 皮内、皮下注射					
63. 肌肉注射					
64. 插入气囊导尿管					
65. 插入鼻饲管					
66. 解释三大常规及部分生化检查					
67. 解释心脏超声结果					
68. 解释心电图结果					
69. 解释 X 线片、CT 片结果					
70. 系统、规范的体格检查及精神检查					
71. 掌握传染病的预防、诊断与治疗知识					
72. 掌握地方病的诊断、治疗、预防知识					
73. 掌握免疫接种知识与操作技术					
74. 国家卫生政策的宣传与解释					

续表

指标内容	学校培养的情况（分）				
	100	80	60	40	20
75. 开展家庭健康教育、健康检查，以及指导患者康复锻炼					
76. 为重点人群提供综合性、连续性的保健康复服务					
77. 掌握中医学的基本特点与诊疗原则					
78. 掌握传染病、突发公共卫生事件的处理原则与办法					
79. 对农村常见流行性疾病的控制手段等					
80. 把开放式与闭合式提问结合起来，询问病史					
81. 正确判断患者的要求和期望					
82. 选择合适、最经济的诊断方法					
83. 结合病史与体检结果，初步做出鉴别诊断					
84. 分析数据信息，确立诊断和制定治疗方案					
85. 较强的外语能力，外文文献查阅能力					
86. 利用网络技术、图书获取新知识的能力					
87. 利用各类信息对疾病做出初步诊断能力					
88. 根据疾病临床表现对危重病病情判断能力					
89. 与患者打交道，针对不同的患者选择合适的诊断方法与治疗方案					
90. 遇到急、危、重症患者，能够采取合适措施抢救生命，适时转诊					
91. 与患者及其家属、社区、媒体进行有效沟通、交流的能力					
92. 具有与医生、护士及其他同行交流的能力					
93. 与同事的团结、协作能力					
94. 良好的病历书写、医嘱记录、病程记录能力					
95. 撰写易懂、明了的书面报告					
96. 具备一定的写作能力，运用图表、数字、数理符号的能力					
97. 对新进人员的培养意愿与态度					
98. 对本科室开展服务项目内容的筹划与落实能力					
99. 对部门业务水平的监督与指导能力					

附录7　德尔菲咨询法对三级指标的评价结果

附表7－1　三级指标评价的均数、标准差、变异系数

一级指标	二级指标	三级指标	重要性			可行性			灵敏性			综合评价		
			均数	标准差	变异系数	均数	标准差	变异系数	均数	标准差	变异系数	均数	标准差	变异系数
1. 良好的职业道德			8. 93	0. 37	0. 41	7. 33	1. 83	0. 25	6. 80	2. 25	0. 33	7. 69	1. 48	0. 19
	1.1 正确的世界观、人生观、价值观	平均	8. 07	1. 36	0. 17	6. 67	2. 11	0. 32	6. 00	2. 27	0. 38	6. 91	1. 91	0. 28
		1.1.1　热爱本专业，为农村地区农民健康服务的职业荣誉感	8. 20	1. 45	0. 18	6. 73	2. 15	0. 32	6. 47	1. 81	0. 28	7. 13	1. 80	0. 25
		1.1.2　扎根农村，服务基层，为农民解除病痛的社会使命感	8. 07	1. 46	0. 18	6. 47	2. 03	0. 31	6. 53	1. 72	0. 26	7. 02	1. 74	0. 25
		1.1.3　利他主义，将患者的利益置于医生、医院之上	7. 87	1. 46	0. 19	6. 33	1. 32	0. 21	6. 27	1. 78	0. 28	6. 82	1. 52	0. 22
	1.2 以患者为中心的服务意识	平均	8. 60	0. 97	0. 11	7. 40	1. 43	0. 19	6. 87	1. 89	0. 28	7. 62	1. 43	0. 19
		1.2.1　了解农民对疾病的认识水平	7. 40	1. 52	0. 21	6. 67	1. 75	0. 26	5. 93	1. 55	0. 26	6. 67	1. 61	0. 24
		1.2.2　理解农民对病痛的表达能力	7. 93	1. 14	0. 14	7. 07	1. 44	0. 20	6. 10	1. 47	0. 24	7. 03	1. 35	0. 19
		1.2.3　尊重农民的文化信仰，提供适合当地风俗的临终关怀	7. 47	1. 36	0. 18	7. 00	1. 66	0. 24	6. 53	1. 63	0. 25	7. 00	1. 55	0. 22
		1.2.4　把握农民的支付能力，选择最优质与最经济的治疗方案	8. 07	1. 14	0. 14	7. 13	1. 57	0. 22	6. 80	1. 61	0. 24	7. 33	1. 44	0. 20

续表

一级指标	二级指标	三级指标	重要性			可行性			灵敏性			综合评价		
			均数	标准差	变异系数	均数	标准差	变异系数	均数	标准差	变异系数	均数	标准差	变异系数
1. 良好的职业道德			8.27	1.11	0.13	7.47	1.46	0.20	6.60	2.06	0.31	7.45	1.54	0.21
	1.3 正确的工作态度	1.3.1 对待疾病的诊断与治疗要科学严谨、细致	8.33	1.42	0.17	7.13	1.66	0.23	6.27	1.93	0.31	7.24	1.67	0.23
		1.3.2 对待患者一视同仁，热情周到，不厚此薄彼	8.40	1.07	0.13	7.20	1.52	0.21	6.80	1.92	0.28	7.47	1.50	0.20
		1.3.3 将任何农民患者都当作有价值、有尊严的个体进行治疗	8.47	0.90	0.11	7.07	1.53	0.22	6.80	1.92	0.28	7.45	1.45	0.19
2. 良好的社会道德			8.27	1.11	0.13	6.80	1.99	0.29	6.40	2.24	0.35	7.16	1.78	0.25
	2.1 优良的法律意识与法制观念	平均	8.13	1.25	0.15	7.27	1.46	0.20	7.00	1.74	0.25	7.47	1.48	0.20
		2.1.1 依法行医，遵守有关行业的法律制度	8.20	1.45	0.18	7.33	1.75	0.24	6.93	2.13	0.31	7.49	1.78	0.24
		2.1.2 依法维护患者的权益	8.27	1.23	0.15	6.93	1.70	0.25	6.80	1.77	0.26	7.33	1.57	0.21
		2.1.3 利用法律，保护自己的利益	8.40	1.07	0.13	7.27	1.72	0.24	6.87	2.16	0.31	7.51	1.65	0.22
	2.2 与人为善，文明待人，相互尊重	平均	8.07	1.26	0.16	7.00	1.82	0.26	6.47	1.74	0.27	7.18	1.61	0.22
		2.2.1 尊重同行，尊重工作中不同的见解，寻求业务上的合作	7.93	1.14	0.14	7.20	1.61	0.22	6.67	1.90	0.28	7.27	1.55	0.21
		2.2.2 尊重不同工种、不同专业的同事，创造良好的工作环境	7.80	1.45	0.19	6.93	1.86	0.27	6.60	1.92	0.29	7.11	1.74	0.24

续表

一级指标	二级指标	三级指标	重要性			可行性			灵敏性			综合评价		
			均数	标准差	变异系数	均数	标准差	变异系数	均数	标准差	变异系数	均数	标准差	变异系数
2. 良好的社会道德	2.3 树立正确的伦理观念	平均	8. 20	1. 24	0. 15	6. 53	1. 87	0. 29	6. 27	1. 93	0. 31	7. 00	1. 68	0. 24
		2.3.1　尊重患者的隐私，对患者负责任	8. 27	1. 23	0. 15	7. 47	1. 63	0. 22	6. 80	1. 99	0. 29	7. 51	1. 62	0. 22
		2.3.2　正确保管病例等材料信息，把握允许泄露秘密的时机	7. 80	1. 54	0. 20	7. 00	1. 58	0. 23	6. 33	1. 99	0. 31	7. 04	1. 70	0. 24
3. 健康的个体心理素质			8. 27	1. 23	0. 15	7. 21	2. 02	0. 28	6. 87	1. 96	0. 29	7. 45	1. 74	0. 23
	3.1 正确的学习观念	平均	8. 07	1. 26	0. 16	7. 20	1. 69	0. 23	6. 73	2. 08	0. 31	7. 33	1. 68	0. 23
		3.1.1　终身学习，自我学习	8. 07	1. 72	0. 21	6. 53	2. 08	0. 32	6. 47	2. 40	0. 37	7. 02	2. 07	0. 29
		3.1.2　遇到疑难，实事求是，主动向同事学习	7. 80	1. 35	0. 17	6. 87	1. 66	0. 24	6. 20	2. 20	0. 35	6. 96	1. 74	0. 25
	3.2 正确的行业观念	平均	8. 13	1. 25	0. 15	7. 13	1. 66	0. 23	6. 87	1. 89	0. 28	7. 38	1. 60	0. 22
		3.2.1　热爱医疗行业，维护社会、患者、专业利益	7. 87	1. 46	0. 19	6. 93	1. 53	0. 22	6. 00	2. 08	0. 35	6. 93	1. 69	0. 24
		3.2.2　具有珍爱生命、关爱患者的人道主义精神	8. 00	1. 46	0. 18	6. 87	1. 57	0. 23	6. 07	2. 02	0. 33	6. 98	1. 68	0. 24
		3.2.3　从事医疗卫生服务的坚定信念，不怕挫折、困难	7. 67	1. 69	0. 22	6. 33	1. 84	0. 29	5. 87	2. 15	0. 37	6. 62	1. 89	0. 29
	3.3 良好的专业心理特征	平均	8. 07	1. 36	0. 17	6. 80	1. 69	0. 25	6. 53	2. 08	0. 32	7. 13	1. 71	0. 24
		3.3.1　富有同情心，理解患者及其家属	8. 53	0. 86	0. 10	7. 53	1. 48	0. 20	6. 47	2. 22	0. 34	7. 51	1. 52	0. 20
		3.3.2　对医疗卫生服务工作充满激情，精力充沛	8. 20	1. 00	0. 12	6. 80	1. 69	0. 25	6. 20	2. 14	0. 35	7. 07	1. 61	0. 23
		3.3.3　独立自主思维模式，坚持正确的观点，不随波逐流	7. 60	1. 50	0. 20	6. 33	1. 77	0. 28	6. 13	2. 01	0. 33	6. 69	1. 76	0. 26

续表

一级指标	二级指标	三级指标	重要性			可行性			灵敏性			综合评价		
			均数	标准差	变异系数	均数	标准差	变异系数	均数	标准差	变异系数	均数	标准差	变异系数
4. 工具性知识			7. 27	1. 14	0. 16	7. 27	1. 46	0. 20	6. 67	1. 58	0. 24	7. 07	1. 76	0. 25
	4. 1 掌握人文社会科学知识	平均	7. 20	1. 61	0. 22	6. 47	1. 28	0. 20	5. 80	1. 63	0. 28	6. 49	1. 51	0. 23
		4. 1. 1 掌握一定的民族传统文化知识，如古典文学等	8. 13	1. 48	0. 18	7. 60	1. 33	0. 17	7. 00	1. 55	0. 22	7. 58	1. 45	0. 19
		4. 1. 2 具备一定的军事教育知识	5. 00	2. 41	0. 48	5. 33	2. 23	0. 42	4. 80	2. 48	0. 52	5. 04	2. 37	0. 47
		4. 1. 3 掌握基本的法律知识	7. 07	2. 07	0. 29	6. 67	1. 83	0. 27	6. 13	2. 15	0. 35	6. 62	2. 02	0. 31
		4. 1. 4 具备一定的美学知识，文学、体育、音乐、美术鉴赏	5. 87	2. 33	0. 40	5. 27	2. 08	0. 39	4. 87	1. 96	0. 40	5. 34	2. 12	0. 40
	4. 2 掌握一定的自然科学知识，熟练地运用于医学理论学习与实践中	平均	7. 20	1. 52	0. 21	6. 53	1. 72	0. 26	5. 93	1. 95	0. 33	6. 55	1. 73	0. 26
		4. 2. 1 具备相应外语水平，能够阅读外文文献，进行外语交流	8. 13	1. 48	0. 18	7. 20	1. 44	0. 20	6. 93	1. 72	0. 25	7. 42	1. 55	0. 21
		4. 2. 2 掌握计算机与网络应用技术知识，进行信息查寻、整理与分析等	7. 47	1. 94	0. 26	6. 60	2. 06	0. 31	6. 47	2. 22	0. 34	6. 85	2. 07	0. 30
		4. 2. 3 掌握必要的数学、物理与化学基础知识	5. 80	2. 07	0. 36	5. 53	2. 29	0. 41	5. 60	2. 04	0. 36	5. 64	2. 13	0. 38
5. 专业基础知识			8. 27	0. 98	0. 12	8. 07	1. 36	0. 17	7. 33	1. 40	0. 19	7. 89	1. 25	0. 16
	5. 1 人体正常结构和功能	平均	8. 33	1. 09	0. 13	7. 93	1. 26	0. 16	7. 27	1. 46	0. 20	7. 84	1. 27	0. 16
		5. 1. 1 人体正常状态下器官、系统的形态结构	8. 07	1. 26	0. 16	7. 67	1. 52	0. 20	7. 13	1. 89	0. 27	7. 62	1. 56	0. 20
		5. 1. 2 细胞内外平衡维持的生理机制	7. 53	1. 74	0. 23	7. 07	1. 86	0. 26	6. 47	2. 16	0. 33	7. 02	1. 92	0. 27

续表

一级指标	二级指标	三级指标	重要性			可行性			灵敏性			综合评价		
			均数	标准差	变异系数	均数	标准差	变异系数	均数	标准差	变异系数	均数	标准差	变异系数
5. 专业基础知识	5.2 人体疾病状态下的结构和功能	平均	8.27	1.11	0.13	7.87	1.36	0.17	7.47	1.55	0.21	7.87	1.34	0.17
		5.2.1　疾病的病因与发病机制	8.07	1.36	0.17	7.27	1.64	0.23	7.27	1.87	0.26	7.54	1.62	0.21
		5.2.2　疾病状态下器官、系统不同阶段的形态变化	7.67	1.52	0.20	7.00	1.66	0.24	6.93	1.93	0.28	7.20	1.70	0.24
		5.2.3　疾病状态下器官、系统的机能变化	7.87	1.46	0.19	7.20	1.77	0.25	6.87	1.89	0.28	7.31	1.71	0.23
	5.3 农村常用药物的使用	平均	8.87	0.51	0.06	8.47	0.96	0.11	8.33	1.09	0.13	8.56	0.85	0.10
		5.3.1　农村常用药物的药理学知识	8.33	1.42	0.17	7.67	1.69	0.22	7.20	1.85	0.26	7.73	1.65	0.21
		5.3.2　农村常用药物临床使用的基本原则	8.53	1.01	0.12	8.00	1.26	0.16	7.33	1.67	0.23	7.95	1.31	0.16
		5.3.3　常用中药的基本用法	7.87	1.25	0.16	7.60	1.40	0.18	7.00	1.58	0.23	7.49	1.41	0.19
6. 临床专业知识			8.60	0.97	0.11	8.27	1.34	0.16	7.53	1.48	0.20	8.13	1.26	0.15
	6.1 基层医疗卫生服务知识	平均	8.73	0.69	0.08	8.33	0.96	0.12	7.80	1.45	0.19	8.29	1.03	0.12
		6.1.1　常见病、多发病的诊断与治疗，内科为重点，包括外科、妇科、儿科	8.60	0.81	0.09	7.55	1.30	0.17	7.33	1.75	0.24	7.83	1.29	0.16
		6.1.2　急诊患者的应急处理，症状缓解，抢救生命，及时转诊	8.60	1.22	0.14	7.07	1.70	0.24	7.13	2.03	0.28	7.60	1.65	0.22
		6.1.3　一般的上腹部或下腹部手术	7.47	1.72	0.23	6.47	2.03	0.31	6.47	2.03	0.31	6.80	1.93	0.28
		6.1.4　正确地判断危重病、疑难病的病情，做到及时转诊	8.13	1.72	0.21	7.00	1.89	0.27	6.87	2.29	0.33	7.33	1.97	0.27

续表

一级指标	二级指标	三级指标	重要性			可行性			灵敏性			综合评价		
			均数	标准差	变异系数	均数	标准差	变异系数	均数	标准差	变异系数	均数	标准差	变异系数
6. 临床专业知识	6.1 基层医疗卫生服务知识	6.1.5 对大病治疗的建议能力；出院后的后续治疗、康复指导、定期复查等	8.00	1.46	0.18	7.07	1.78	0.25	7.07	1.70	0.24	7.38	1.65	0.22
		6.1.6 对慢性非传染性疾病的诊断、治疗、康复锻炼、健康教育等	8.00	1.55	0.19	7.07	1.70	0.24	6.80	1.52	0.22	7.29	1.59	0.22
		6.1.7 眼耳鼻喉科基本检查、疾病诊断治疗	7.20	1.77	0.25	6.80	1.69	0.25	5.97	1.48	0.25	6.66	1.65	0.25
		6.1.8 适当采取中医治疗技术或中药进行治疗	7.27	1.55	0.21	6.87	1.81	0.26	6.40	1.75	0.27	6.85	1.70	0.25
	6.2 农村保健与康复知识	平均	8.53	1.14	0.13	7.87	1.63	0.21	7.47	1.72	0.23	7.96	1.50	0.19
		6.2.1 妇女围婚期、围产期、更年期的疾病诊疗与保健指导	7.93	1.46	0.18	7.33	1.49	0.20	7.13	1.57	0.22	7.46	1.51	0.20
		6.2.2 农村常见妇科病筛查、诊断与治疗	7.87	1.36	0.17	7.33	1.40	0.19	7.20	1.61	0.22	7.47	1.46	0.20
		6.2.3 正常妊娠、分娩，产科急症处理	8.07	1.46	0.18	7.13	1.57	0.22	6.87	1.48	0.22	7.36	1.50	0.20
		6.2.4 新生儿、婴幼儿、学龄前及学龄期的卫生保健指导	8.07	1.64	0.20	6.93	1.78	0.26	7.13	1.74	0.24	7.38	1.72	0.23
		6.2.5 儿童常见病、多发病诊疗，意外伤害的预防指导	8.13	1.25	0.15	7.67	1.52	0.20	7.27	1.55	0.21	7.69	1.44	0.19
		6.2.6 计划生育技术指导知识：避孕、节育指导，节育手术等	8.20	1.13	0.14	7.80	1.24	0.16	7.27	1.46	0.20	7.76	1.28	0.16
		6.2.7 开展社会卫生服务，家庭诊疗、家庭康复指导教育等	7.80	1.35	0.17	6.93	1.78	0.26	7.13	1.57	0.22	7.29	1.57	0.22

续表

一级指标	二级指标	三级指标	重要性			可行性			灵敏性			综合评价		
			均数	标准差	变异系数	均数	标准差	变异系数	均数	标准差	变异系数	均数	标准差	变异系数
			8. 53	1. 14	0. 13	8. 33	1. 09	0. 13	7. 86	1. 54	0. 20	8. 24	1. 26	0. 15
7. 农村常用基本诊疗技术	7. 1 常用的基本操作	平均	8. 80	0. 61	0. 07	8. 07	1. 36	0. 17	7. 60	1. 67	0. 22	8. 16	1. 21	0. 15
		7. 1. 1　加压包扎	8. 60	0. 97	0. 11	8. 27	1. 23	0. 15	7. 47	1. 72	0. 23	8. 11	1. 31	0. 16
		7. 1. 2　清创、缝合	8. 60	0. 81	0. 09	8. 27	1. 11	0. 13	7. 40	1. 77	0. 24	8. 09	1. 23	0. 15
		7. 1. 3　无菌操作控制感染	8. 40	1. 30	0. 15	7. 93	1. 55	0. 20	7. 40	1. 85	0. 25	7. 91	1. 57	0. 20
		7. 1. 4　无菌操作处理器械	8. 33	1. 21	0. 15	7. 87	1. 55	0. 20	7. 33	1. 83	0. 25	7. 84	1. 53	0. 20
		7. 1. 5　静脉穿刺	8. 47	1. 04	0. 12	8. 00	1. 36	0. 17	7. 60	1. 50	0. 20	8. 02	1. 30	0. 16
		7. 1. 6　胸穿、腹穿、腰穿	7. 40	1. 92	0. 26	7. 27	1. 95	0. 27	6. 93	1. 93	0. 28	7. 20	1. 93	0. 27
		7. 1. 7　皮内、皮下注射	8. 73	0. 69	0. 08	8. 40	1. 07	0. 13	7. 80	1. 63	0. 21	8. 31	1. 13	0. 14
		7. 1. 8　肌肉注射	8. 80	0. 61	0. 07	8. 53	1. 01	0. 12	7. 48	1. 63	0. 22	8. 27	1. 08	0. 13
		7. 1. 9　插入气囊导尿管	8. 33	1. 32	0. 16	7. 80	1. 71	0. 22	7. 27	2. 08	0. 29	7. 80	1. 70	0. 22
		7. 1. 10　插入鼻饲管	8. 20	1. 24	0. 15	7. 93	1. 64	0. 21	7. 20	2. 19	0. 30	7. 78	1. 69	0. 22
	7. 2 诊断检查技术及检查结果的解释	平均	8. 47	1. 04	0. 12	7. 87	1. 55	0. 20	7. 40	1. 77	0. 24	7. 91	1. 45	0. 18
		7.2.1　解释三大常规及部分生化检查	8. 33	1. 21	0. 15	8. 07	1. 36	0. 17	7. 55	1. 68	0. 22	7. 98	1. 42	0. 18
		7. 2. 2　解释心脏超声结果	7. 27	1. 87	0. 26	7. 13	1. 74	0. 24	6. 80	1. 99	0. 29	7. 07	1. 87	0. 26
		7. 2. 3　解释心电图结果	7. 67	1. 52	0. 20	7. 06	1. 50	0. 21	7. 13	1. 74	0. 24	7. 29	1. 59	0. 22
		7. 2. 4　解释 X 线片、CT 片结果	7. 60	1. 59	0. 21	7. 07	1. 70	0. 24	6. 87	2. 03	0. 30	7. 18	1. 77	0. 25
		7. 2. 5　系统、规范的体格检查及精神检查	7. 93	1. 26	0. 16	7. 47	1. 63	0. 22	7. 00	1. 89	0. 27	7. 47	1. 59	0. 21

续表

一级指标	二级指标	三级指标	重要性			可行性			灵敏性			综合评价		
			均数	标准差	变异系数	均数	标准差	变异系数	均数	标准差	变异系数	均数	标准差	变异系数
8. 农村卫生知识			8.20	1.24	0.15	8.33	1.21	0.15	7.87	1.63	0.21	8.13	1.36	0.17
	8.1 农村疾病控制	平均	8.20	1.13	0.14	7.13	1.28	0.18	7.07	1.62	0.23	7.47	1.34	0.18
		8.1.1 掌握传染病的预防、诊断与治疗知识	8.47	1.28	0.15	8.00	1.55	0.19	7.67	1.67	0.22	8.05	1.50	0.19
		8.1.2 掌握地方病的诊断、治疗、预防知识	8.40	1.19	0.14	8.07	1.36	0.17	7.67	1.60	0.21	8.05	1.38	0.17
		8.1.3 掌握免疫接种知识与操作技术	7.87	1.36	0.17	7.53	1.48	0.20	6.73	2.08	0.31	7.38	1.64	0.22
	8.2 农村家庭诊疗服务	平均	8.27	1.44	0.17	7.13	1.96	0.27	7.41	1.64	0.22	7.60	1.68	0.22
		8.2.1 国家卫生政策的宣传与解释	7.87	1.36	0.17	7.53	1.48	0.20	6.73	2.08	0.31	7.38	1.64	0.22
		8.2.2 开展家庭健康教育、健康检查，以及指导患者康复锻炼	8.00	1.46	0.18	7.33	1.49	0.20	7.20	1.61	0.22	7.51	1.52	0.20
		8.2.3 为重点人群提供综合性、连续性的保健康复服务	7.73	1.70	0.22	7.07	1.62	0.23	7.07	1.70	0.24	7.29	1.67	0.23
		8.2.4 掌握中医学的基本特点与诊疗原则	7.27	1.46	0.20	6.87	1.66	0.24	6.00	1.88	0.31	6.71	1.67	0.25
	8.3 农村公共卫生管理	平均	7.93	1.64	0.21	6.93	1.86	0.27	7.07	1.70	0.24	7.31	1.73	0.24
		8.3.1 掌握传染病、突发公共卫生事件的处理原则与办法	8.20	1.63	0.20	7.67	1.77	0.23	7.27	2.02	0.28	7.71	1.81	0.23
		8.3.2 对农村常见流行性疾病的控制手段等	8.33	1.09	0.13	7.23	1.54	0.21	7.80	1.72	0.22	7.79	1.45	0.19

续表

一级指标	二级指标	三级指标	重要性			可行性			灵敏性			综合评价		
			均数	标准差	变异系数	均数	标准差	变异系数	均数	标准差	变异系数	均数	标准差	变异系数
9. 良好的职业操作能力			8. 53	1. 01	0. 12	7. 93	1. 46	0. 18	7. 60	1. 50	0. 20	8. 02	1. 32	0. 16
	9. 1 病史采集及相关信息获取的能力	平均	8. 40	1. 07	0. 13	7. 87	1. 25	0. 16	7. 80	1. 45	0. 19	8. 02	1. 26	0. 16
		9. 1. 1　把开放式与闭合式提问结合起来，询问病史	7. 80	1. 45	0. 19	7. 40	1. 22	0. 16	6. 93	1. 93	0. 28	7. 38	1. 53	0. 21
		9. 1. 2　正确判断患者的要求和期望	7. 73	1. 23	0. 16	7. 40	1. 22	0. 16	6. 87	1. 74	0. 25	7. 33	1. 40	0. 19
		9. 1. 3　选择合适、最经济的诊断方法	7. 93	1. 26	0. 16	7. 07	1. 53	0. 22	6. 73	1. 72	0. 26	7. 24	1. 50	0. 21
	9. 2 病情分析与治疗方案选择的能力	平均	8. 00	1. 46	0. 18	7. 73	1. 62	0. 21	7. 53	1. 81	0. 24	7. 75	1. 63	0. 21
		9. 2. 1　简单明了地总结患者陈述的问题	7. 80	1. 13	0. 14	7. 40	1. 22	0. 16	6. 93	1. 93	0. 28	7. 38	1. 43	0. 19
		9. 2. 2　分析资料，准确提出存在的问题	8. 00	1. 26	0. 16	7. 27	1. 26	0. 17	6. 67	1. 83	0. 27	7. 31	1. 45	0. 20
		9. 2. 3　结合病史与体检结果，初步做出鉴别诊断	8. 00	1. 36	0. 17	7. 33	1. 30	0. 18	6. 87	1. 74	0. 25	7. 40	1. 47	0. 20
		9. 2. 4　分析数据信息，确立诊断和制定治疗方案	8. 00	1. 36	0. 17	7. 27	1. 46	0. 20	6. 60	1. 69	0. 26	7. 29	1. 50	0. 21
10. 良好的认知能力			7. 73	1. 34	0. 17	6. 93	1. 78	0. 26	6. 60	1. 92	0. 29	7. 09	1. 68	0. 24
	10. 1 获取医学知识、信息的能力	平均	7. 47	1. 63	0. 22	7. 07	1. 70	0. 24	6. 47	1. 81	0. 28	7. 00	1. 71	0. 24
		10. 1. 1　较强的外语能力，外文文献查阅能力	7. 60	1. 52	0. 20	7. 47	1. 57	0. 21	7. 20	1. 71	0. 24	7. 42	1. 60	0. 22
		10. 1. 2　利用网络技术、图书获取新知识的能力	7. 33	1. 83	0. 25	6. 87	1. 96	0. 29	6. 67	2. 17	0. 33	6. 96	1. 99	0. 29

续表

一级指标	二级指标	三级指标	重要性			可行性			灵敏性			综合评价		
			均数	标准差	变异系数	均数	标准差	变异系数	均数	标准差	变异系数	均数	标准差	变异系数
10.良好的认知能力	10.2 较强的判断能力	平均	7.60	1.40	0.18	6.67	1.58	0.24	6.13	2.01	0.33	6.80	1.66	0.24
		10.2.1 利用各类信息对疾病做出初步诊断能力	7.87	1.36	0.17	7.07	1.78	0.25	6.53	1.94	0.30	7.16	1.69	0.24
		10.2.2 根据疾病临床表现对危重病病情判断能力	8.13	1.36	0.17	7.00	1.58	0.23	6.87	1.81	0.26	7.33	1.58	0.22
	10.3 临机应变能力	平均	7.67	1.60	0.21	6.53	2.08	0.32	6.20	1.94	0.31	6.80	1.87	0.28
		10.3.1 与患者打交道，针对不同的患者选择合适的诊断方法与治疗方案	7.93	1.26	0.16	7.27	1.46	0.20	6.80	1.92	0.28	7.33	1.55	0.21
		10.3.2 遇到急、危、重症患者，能够采取合适措施抢救生命，适时转诊	8.27	1.23	0.15	7.13	1.48	0.21	7.00	1.89	0.27	7.47	1.53	0.20
11.良好的社交能力			7.60	1.30	0.17	6.73	1.55	0.23	6.53	1.87	0.29	6.95	1.57	0.23
	11.1 良好的交流沟通能力	平均	8.27	1.11	0.13	7.20	1.21	0.17	6.87	1.66	0.24	7.45	1.33	0.18
		11.1.1 与患者及其家属、社区、媒体进行有效沟通、交流的能力	8.27	1.11	0.13	7.27	1.55	0.21	6.93	2.07	0.30	7.49	1.58	0.21
		11.1.2 具有与医生、护士及其他同行交流的能力	8.07	1.36	0.17	7.47	1.55	0.21	6.80	1.99	0.29	7.45	1.63	0.22
		11.1.3 与同事的团结、协作能力	8.20	1.13	0.14	7.60	1.30	0.17	6.93	1.93	0.28	7.58	1.45	0.19

续表

一级指标	二级指标	三级指标	重要性			可行性			灵敏性			综合评价		
			均数	标准差	变异系数	均数	标准差	变异系数	均数	标准差	变异系数	均数	标准差	变异系数
11. 良好的社交能力	11.2 良好的表达能力	平均	7.87	1.36	0.17	7.27	1.36	0.19	6.67	1.90	0.28	7.27	1.54	0.21
		11.2.1　良好的病历书写、医嘱记录、病程记录能力	8.13	1.36	0.17	7.80	1.35	0.17	6.93	2.00	0.29	7.62	1.57	0.21
		11.2.2　撰写易懂、明了的书面报告	7.73	1.34	0.17	7.33	1.40	0.19	6.67	1.90	0.28	7.24	1.55	0.21
		11.2.3　具备一定的写作能力，运用图表、数字、数理符号的能力	6.87	1.81	0.26	6.47	1.81	0.28	6.00	2.08	0.35	6.45	1.90	0.29
	11.3 部门管理能力	平均	6.93	1.93	0.28	6.33	1.69	0.27	6.07	1.95	0.32	6.44	1.86	0.29
		11.3.1　对新进人员的培养意愿与态度	7.60	1.40	0.18	7.33	1.49	0.20	6.47	2.29	0.35	7.13	1.73	0.24
		11.3.2　对本科室开展服务项目内容的筹划与落实能力	7.20	1.42	0.20	7.07	1.62	0.23	6.27	2.20	0.35	6.85	1.61	0.24
		11.3.3　对部门业务水平的监督与指导能力	6.80	1.77	0.26	6.67	1.83	0.27	6.13	2.33	0.38	6.53	1.98	0.30

附录8 各项指标权重系数的计算结果

附表8-1 评价指标体系及权重

一级指标（权重）	二级指标（权重）	三级指标	三级指标权重	组合权重
1. 良好的职业道德（0.112）	1.1 正确的世界观、人生观、价值观（0.364）	1.1.1 热爱本专业，为农村地区农民健康服务的职业荣誉感	0.381	0.016
		1.1.2 扎根农村，服务基层，为农民解除病痛的社会使命感	0.332	0.014
		1.1.3 利他主义，将患者的利益置于医生、医院之上	0.285	0.012
	1.2 以患者为中心的服务意识（0.342）	1.2.1 了解农民对疾病的认识水平	0.243	0.009
		1.2.2 理解农民对病痛的表达能力	0.232	0.009
		1.2.3 尊重农民的文化信仰，提供适合当地风俗的临终关怀	0.268	0.010
		1.2.4 把握农民的支付能力，选择最优质与最经济的治疗方案	0.256	0.010
	1.3 正确的工作态度（0.294）	1.3.1 对待疾病的诊断与治疗要科学严谨、细致	0.386	0.013
		1.3.2 对待患者一视同仁，热情周到，不厚此薄彼	0.329	0.011
		1.3.3 将任何农民患者都当作有价值、有尊严的个体进行治疗	0.285	0.009

续表

一级指标（权重）	二级指标（权重）	三级指标	三级指标权重	组合权重
2. 良好的社会道德（0.108）	2.1 优良的法律意识与法制观念（0.368）	2.1.1 依法行医，遵守有关行业的法律制度	0.364	0.014
		2.1.2 依法维护患者权益	0.342	0.014
		2.1.3 利用法律，保护自己的利益	0.294	0.012
	2.2 与人为善，文明待人，相互尊重（0.342）	2.2.1 尊重同行，尊重工作中不同的见解，寻求业务上的合作	0.586	0.022
		2.2.2 尊重不同工种、不同专业的同事，创造良好的工作环境	0.414	0.015
	2.3 树立正确的伦理观念（0.290）	2.3.1 尊重患者的隐私，对患者负责任	0.476	0.015
		2.3.2 正确保管病例等材料信息，把握允许泄露秘密的时机	0.524	0.016
3. 健康的个体心理素质（0.094）	3.1 正确的学习观念（0.386）	3.1.1 终身学习，自我学习	0.536	0.019
		3.1.2 遇到疑难，实事求是，主动向同事学习	0.464	0.017
	3.2 正确的行业观念（0.329）	3.2.1 热爱医疗行业，维护社会、患者、专业利益	0.364	0.011
		3.2.2 具有珍爱生命、关爱患者的人道主义精神	0.342	0.011
		3.2.3 从事医疗卫生服务的坚定信念，不怕挫折、困难	0.294	0.009
	3.3 良好的专业心理特征（0.285）	3.3.1 富有同情心，理解患者及其家属	0.338	0.009
		3.3.2 对医疗卫生服务工作充满激情，精力充沛	0.330	0.009
		3.3.3 独立自主思维模式，坚持正确的观点，不随波逐流	0.332	0.009

续表

一级指标（权重）	二级指标（权重）	三级指标	三级指标权重	组合权重
4. 工具性知识（0.091）	4.1 掌握人文社会科学知识（0.476）	4.1.1 掌握一定的民族传统文化知识，如古典文学等	0.476	0.021
		4.1.2 掌握基本的法律知识	0.524	0.023
	4.2 掌握一定的自然科学知识，熟练地运用于医学理论学习与实践中（0.524）	4.2.1 具备相应外语水平，能够阅读外文文献，进行外语交流	0.472	0.023
		4.2.2 掌握计算机与网络应用技术知识，进行信息查寻、整理与分析等	0.528	0.028
5. 专业基础知识（0.087）	5.1 人体正常结构和功能（0.342）	5.1.1 人体正常状态下器官、系统的形态结构	0.476	0.014
		5.1.2 细胞内外平衡维持的生理机制	0.524	0.016
	5.2 人体疾病状态下的结构和功能（0.330）	5.2.1 疾病的病因与发病机制	0.381	0.011
		5.2.2 疾病状态下器官、系统不同阶段的形态变化	0.332	0.010
		5.2.3 疾病状态下器官、系统的机能变化	0.287	0.008
	5.3 农村常用药物的使用（0.328）	5.3.1 农村常用药物的药理学知识	0.386	0.011
		5.3.2 农村常用药物临床使用的基本原则	0.329	0.009
		5.3.3 常用中药的基本用法	0.285	0.008

续表

一级指标（权重）	二级指标（权重）	三级指标	三级指标权重	组合权重
6. 临床专业知识（0.083）	6.1 基层医疗卫生服务知识（0.536）	6.1.1 常见病、多发病的诊断与治疗，内科为重点，包括外科、妇科、儿科	0.113	0.005
		6.1.2 急诊患者的应急处理，症状缓解，抢救生命，及时转诊	0.124	0.006
		6.1.3 一般的上腹部或下腹部手术	0.148	0.007
		6.1.4 正确地判断危重病、疑难病的病情，做到及时转诊	0.138	0.006
		6.1.5 对大病治疗的建议能力；出院后的后续治疗、康复指导、定期复查等	0.121	0.005
		6.1.6 对慢性非传染性疾病的诊断、治疗、康复锻炼、健康教育等	0.118	0.005
		6.1.7 眼耳鼻喉科基本检查、疾病诊断治疗	0.122	0.005
		6.1.8 适当采取中医治疗技术或中药进行治疗	0.116	0.005
	6.2 农村保健与康复知识（0.464）	6.2.1 妇女围婚期、围产期、更年期的疾病诊疗与保健指导	0.128	0.005
		6.2.2 农村常见妇科病筛查、诊断与治疗	0.142	0.005
		6.2.3 正常妊娠、分娩，产科急症处理	0.160	0.006
		6.2.4 新生儿、婴幼儿、学龄前及学龄期的卫生保健指导	0.152	0.006
		6.2.5 儿童常见病、多发病诊疗，意外伤害的预防指导	0.133	0.005
		6.2.6 计划生育技术指导知识：避孕、节育指导，节育手术等	0.137	0.005
		6.2.7 开展社会卫生服务，家庭诊疗、家庭康复指导教育等	0.146	0.006

续表

一级指标（权重）	二级指标（权重）	三级指标	三级指标权重	组合权重
7. 农村常用基本诊疗技术（0.082）	7.1 常用的基本操作（0.503）	7.1.1 加压包扎	0.089	0.004
		7.1.2 清创、缝合	0.101	0.004
		7.1.3 无菌操作控制感染	0.105	0.004
		7.1.4 无菌操作处理器械	0.096	0.004
		7.1.5 静脉穿刺	0.093	0.004
		7.1.6 胸穿、腹穿、腰穿	0.102	0.004
		7.1.7 皮内、皮下注射	0.102	0.004
		7.1.8 肌肉注射	0.109	0.004
		7.1.9 插入气囊导尿管	0.099	0.004
		7.1.10 插入鼻饲管	0.104	0.004
	7.2 诊断检查技术及检查结果的解释（0.497）	7.2.1 解释三大常规及部分生化检查	0.180	0.007
		7.2.2 解释心脏超声结果	0.200	0.008
		7.2.3 解释心电图结果	0.208	0.008
		7.2.4 解释 X 线片、CT 片结果	0.216	0.009
		7.2.5 系统、规范的体格检查及精神检查	0.195	0.008
8. 农村卫生知识（0.093）	8.1 农村疾病控制（0.342）	8.1.1 掌握传染病的预防、诊断与治疗知识	0.364	0.012
		8.1.2 掌握地方病的诊断、治疗、预防知识	0.342	0.011
		8.1.3 掌握免疫接种知识与操作技术	0.294	0.009
	8.2 农村家庭诊疗服务（0.330）	8.2.1 国家卫生政策的宣传与解释	0.243	0.007
		8.2.2 开展家庭健康教育、健康检查，以及指导患者康复锻炼	0.232	0.007
		8.2.3 为重点人群提供综合性、连续性的保健康复服务	0.268	0.008
		8.2.4 掌握中医学的基本特点与诊疗原则	0.256	0.008
	8.3 农村公共卫生管理（0.328）	8.3.1 掌握传染病、突发公共卫生事件的处理原则与办法	0.586	0.018
		8.3.2 对农村常见流行性疾病的控制手段等	0.414	0.013

续表

一级指标（权重）	二级指标（权重）	三级指标	三级指标权重	组合权重
9. 良好的职业操作能力（0.082）	9.1 病史采集及相关信息获取的能力（0.586）	9.1.1 把开放式与闭合式提问结合起来，询问病史	0.364	0.017
		9.1.2 正确判断患者的要求和期望	0.342	0.016
		9.1.3 选择合适、最经济的诊断方法	0.294	0.014
	9.2 病情分析与治疗方案选择的能力（0.414）	9.2.1 简单明了地总结患者陈述的问题	0.243	0.008
		9.2.2 分析资料，准确提出存在的问题	0.232	0.008
		9.2.3 结合病史与体检结果，初步做出鉴别诊断	0.268	0.009
		9.2.4 分析数据信息，确立诊断和制定治疗方案	0.256	0.009
10. 良好的认知能力（0.085）	10.1 获取医学知识、信息的能力（0.338）	10.1.1 较强的外语能力，外文文献查阅能力	0.536	0.015
		10.1.2 利用网络技术、图书获取新知识的能力	0.464	0.013
	10.2 较强的判断能力（0.332）	10.2.1 利用各类信息对疾病做出初步诊断能力	0.503	0.014
		10.2.2 根据疾病临床表现对危重病病情判断能力	0.497	0.014
	10.3 临机应变能力（0.330）	10.3.1 与患者打交道，针对不同的患者选择合适诊断方法与治疗方案	0.536	0.015
		10.3.2 遇到急、危、重症患者，能够采取合适措施抢救生命，适时转诊	0.464	0.013
11. 良好的社交能力（0.083）	11.1 良好的交流沟通能力（0.381）	11.1.1 与患者及其家属、社区、媒体进行有效沟通、交流的能力	0.364	0.012
		11.1.2 具有与医生、护士及其他同行交流的能力	0.342	0.011
		11.1.3 与同事的团结、协作能力	0.294	0.009

续表

一级指标（权重）	二级指标权重	三级指标	三级指标权重	组合权重
11. 良好的社交能力（0.083）	11.2 良好的表达能力（0.332）	11.2.1 良好的病历书写、医嘱记录、病程记录能力	0.381	0.010
		11.2.2 撰写易懂、明了的书面报告	0.332	0.009
		11.2.3 具备一定的写作能力，运用图表、数字、数理符号的能力	0.287	0.008
	11.3 部门管理能力（0.287）	11.3.1 对新进人员的培养意愿与态度	0.386	0.009
		11.3.2 对本科室开展服务项目内容的筹划与落实能力	0.329	0.008
		11.3.3 对部门业务水平的监督与指导能力	0.285	0.007

致 谢

领略大家风范、感受名师风采是我多年的梦想，为了心中的夙愿，我克服了工作与生活中的许多牵绊，进入同济医学院校园探寻自己的梦境。接到录取通知书让我兴奋了好几天，身份的转换让我适应了好长时间，不同阶段的学习任务让我应接不暇，我十分珍惜人生中最难得的学习机会，每一步我都要求自己走得踏踏实实，真真正正做到学有所获。但是这一切都如此短暂，四年前的入学像是在去年、像是在昨天，可今天不得不说这已成为昨天、成为过去。

选择华中科技大学同济医学院医药卫生管理学院，既缘于自身渴望知识的动力、追求能力的愿望、提升素质的梦想，也缘于对华中科技大学的向往，对医药卫生管理学院教授们学识与声望的钦佩，对社会医学与卫生事业管理专业的无悔选择，而能够成为冯占春教授的研究生更是我的幸运。四年来的学习开拓了我的视野，增长了我的见识，使我培养了新的思维方式，结识了良师益友，这些收获不是语言能够完全表达出来的。

感谢冯占春教授对我学业的支持、指导和帮助，是他耐心指导我完成了博士研究生阶段的学习任务，指导我如何发现问题、分析问题与思考问题。感谢张亮教授以博大胸怀给予我的关心与帮助，对我学习上的启发与教诲。感谢罗五金教授、方鹏骞教授、姚兰教授、张新平教授、张文斌教授、陶红兵教授和学院老师们的关心、指导和教诲，感谢这些年与我一道走过来的同学们，感谢我的师兄弟、师姐妹们对我的关照。

感谢新乡医学院毛兰芝教授对我学习上的关心与指教，感谢张合喜教授对我的鼓励与支持，感谢杨捷教授对我的指导与支持，感谢同事杨建坡博士、吕晖博士给予我的及时指导与无私帮助，他们总是在我最艰难的时刻伸出援助之手，帮助我渡过研究过程中的难关、心理上的沟沟坎坎，让我能够一直坚持下来。回顾研究的过程，我十分感谢这些老师、朋友们，是他们支持了我、鼓励了我、帮助了我。

最后感谢我的家人，感谢年逾八旬的父亲一次又一次“好好干，我没事”的勉励，感谢岳父岳母多年来辛勤付出与期待眼神的鞭策，感谢女儿“爸爸快回来”的呼唤与期盼的目光的激励。特别要感谢我的妻子康丽霞，在我博士入学考试前她给予我理解与支持，在博士学习阶段又对我进行鼓励与疏导。她不仅要照顾年幼的孩子，还要关照老家亲人们的身体健康与生活状况，甚至代我接待亲朋好友们的探访，特别是近两年来四处奔波为母亲求医治病，无数个日夜，在没有我的陪伴与帮助下，她承担起了家里家外大大小小的事务，承受了体力上的艰辛与心理上的煎熬。想想家庭生活的情形，我满怀愧疚之情，我所走过的路、所做的一切都离不开妻子的理解、体谅与支持。只因为这一路有她，我才能够坚持下来，直至梦想成真。